简明五运六气

张燕林　张泽巍　著

中国健康传媒集团

中国医药科技出版社

内 容 提 要

　　运气学说来源于古人对于天文地理人事对应关系的长期观察，寻找其总根源，是以地球生物圈为基准宏观规律的总结。五运六气为运气学说的中心内容，在中医领域的运用中，扩展了中医理论体系的框架，对中医理论的发展有启奥升堂之功。本书从初学者的角度，以《黄帝内经》为基础，从天干、地支、运和气等基础概念的来源开始讲解，简明扼要地阐明了五运六气的推演过程，并将司天、在泉与主气、客气相合，推算出精确到节气的气候物候变化，从而揭示了五运六气对个人先天体质的影响。全书内容通俗易懂，适合中医爱好者和初学者参考阅读。

图书在版编目（CIP）数据

简明五运六气 / 张燕林，张泽巍著 . — 北京：中国医药科技出版社，2021.9
ISBN 978-7-5214-2426-3

Ⅰ . ①简… Ⅱ . ①张… ②张… Ⅲ . ①运气（中医）—基本知识 Ⅳ . ① R226

中国版本图书馆 CIP 数据核字（2021）第 079109 号

美术编辑　陈君杞
版式设计　也　在

出版　**中国健康传媒集团** | 中国医药科技出版社
地址　北京市海淀区文慧园北路甲 22 号
邮编　100082
电话　发行：010-62227427　邮购：010-62236938
网址　www.cmstp.com
规格　710 × 1000 mm $\frac{1}{16}$
印张　13 $\frac{1}{2}$
字数　212 千字
版次　2021 年 9 月第 1 版
印次　2021 年 9 月第 1 次印刷
印刷　三河市万龙印装有限公司
经销　全国各地新华书店
书号　ISBN 978-7-5214-2426-3
定价　**45.00 元**

获取新书信息、投稿、为图书纠错，请扫码联系我们。

五運六氣簡述

九一老人

辛一叟張紹重書

序

运气学说是中医学理论宝库中别具特色的部分，是我国古代研究气候变化规律，气候变化对自然界动植物的生长发育、水旱蝗螟，人体的生理病理、疾病种类、治疗法则，甚至人类社会的吉凶悔吝、祲祥灾异等方面影响的学说。运气学说认为，根据天文历法可推算出一个具体年度和季度的气候、物候、人体生理反应及疾病流行的情况，并据此决定防治方针。

千百年来，运气学说以它深邃的思想、严密的体系和丰富的内涵吸引着众多学者以毕生的精力去穷究它的道理。当前，关于四时气候变化与医学的关系早已引起世界学者的重视，因此发掘和整理这份宝贵遗产，对于完整继承中医学理论体系，提高中医本身的学术水平和使中医走向世界，都有着十分重要的现实意义。

运气学说是古人长期经验的总结，是古人与大自然做斗争的记录。它通过世代的口耳相传、识识相因，形诸文字而成为理论，并在实践中反复验证，上升为规律性的认识。这在《黄帝内经》中亦多有反映，如鬼臾区"臣斯十世"的自述，岐伯"此上帝所贵，先师传之"的说明。再如《六元正纪大论》所谓"夫六气者，行有次，止有位，故常以正月朔日平旦视之，睹其位而知其所在矣"，以及《六微旨大论》所谓"因天之序，盛衰之时，移光定位，正立而待之"，都是古人在实践中观察天象反复验证的具体反映。此外，《黄帝内经》中有大量气候、物候、病症的记录，其描写生动准确，辨证丝丝入扣，把天时、民病、物化有机地融合在一起，具有较高的临床价值。由此可见，运气学说是具有实践基础的，并产生于医学临证的需要。

中国古代的天文、历法、化学（炼金、制药）、算术学、音乐和医学等都是采用阴阳五行学说而逐步发展起来的，同时，这些自然科学的成就对唯物主义的阴阳五行学说也做出了不同程度的贡献。事实上，阴阳五行学说是通过远古人类茹毛饮血、穴居野处，"动作以避寒，阴居以避暑"，生存直接受气候冷暖、昼夜阴晴的影响，从而启发他们观察天体运行、自然界的变化而逐步形成的。因此早期掌握阴阳五行学说的人主要是部分天文历算世家、官府中的学者，即所谓"畴人子弟"。

运气学说的理论深奥古朴，其博大精深的体系给予了后世医家良好的启迪和实践指导，但也使许多人感到无从索解，为之却步，甚至误入歧途。

无论是天干还是地支，都和一定的天体视运动有关，既是空间位置，又是时间周期。地球一边绕着地轴自转，一边围绕太阳公转，并受到太阳系其他行星（《黄帝内经》中以五大行星概括）和月亮的影响。这些天体都有自己不同的运动速度和轨道。在如此复杂多变的运动中，随着时间的推移，必然产生空间的位移，引起地球和日月五星相对位置和角度的改变，这种相应关系的作用力之和，就集中在逐年干支所代表的空间和时间位置上，进而表现出相应的气候、物候、人体生理病理变化。由于宇宙是浩渺无际的，所以视觉上位置的密迩，甚至是重合的一点，实际上却有着多层次的作用。

运气学说把天干和地支配合起来，起于甲子，终于癸亥，并以十天干分属木、火、土、金、水五运以主岁，每五年一周；十二支分属风、热、湿、火、燥、寒六气以司天，每六年一周。其认为只有在六十年一甲子的周期中，才能充分展现复杂的气候变化。然而，由于地球每年环绕太阳一周，所以太阳是决定地球上气候变化的主要因素。一年之中，春温、夏热、长夏湿、秋凉、冬寒基本不变，这就是主气、主运之常。地球在运行中受到其他天体的综合作用，产生了逐年的气候变化，这就是客气、客运之变。因此《黄帝内经》认为宇宙空间的五运六气产生于日月五星与地球的运动，是有一定道理的。古人虽然不可能了解全部细节，但是他们推测出了这一原理，并力图用当时所掌握的自然科学知识来解释这一客观事实，是值得称道的。

值得提出的是，阴阳五行干支相配的法则，在运气学说中有新的发展。木、火、土、金、水本是五行之名，现在称为五运，说明二者有所不同。刘温舒说："运之为言动也。"（《运气论奥谚解》），五行多用来解释地面上的物质变化，而五运则包括整个自然界五行之气的运动，因此除己土、庚金外，其他八干绝然不同。六气中的主气是地面上年年相同而较有规律的气候变化，又称为地气，和太阳的周年视运动有关，显示着一年气候的递嬗，因此其次序是按木、火、土、金、水五行相生之序，即厥阴风木、少阴君火、少阳相火、太阴湿土、阳明燥金、太阳寒水一年之序排列的。客气是离地面较高的外层空间的气候因素，又称为天气。由于其受太阳的周期活动以及其他天体运行的影响而逐年更换，所以它的次序是按三阴三阳阴阳之气的多少，十二支的顺序递为迁转的，即按一阴二阴三阴，一阳二阳三阳之序，依次为厥阴风木、少阴君火、太阴湿土、少阳相火、阳明燥金、太阳寒水。这样可以把主运和客运，主气和客气，五运和六气的相生相克、胜复郁发等关系综合起来考量，将天时、民病、物化有机地融合在一起，产生的六十年种种不同变局，作为预防疾病和诊断治疗的参考。但在具体运用时，还应该知常达变，因地、因人制宜，不能泥而不化，以致偾事。

《简明五运六气》一书，在吸收众多前贤研究的基础上，以《黄帝内经》运气学说为根本，对众多运气格局一一展开讨论，文章简明扼要，通俗易懂。书中对于运气学说和临床的关系着墨尤多，使读者在运用运气学说指导临床方面多有裨益。题写本书书名的张绍重先生是北京四大名医萧龙友、汪逢春二位先生的双料弟子，也是汪先生的螟蛉之子，学殖深厚，腹笥宽广，在中医学方面尤不吝提携青年才俊，奖掖后进。承他介绍于我，故本人乐意将此书推荐给大家，使这一高端的中医学术精华得以推广普及，同时也希望张泽巍先生在发扬光大中医运气学说及中医临证医术方面百尺竿头，更进一步。

中国中医科学院
刘晖桢
时当庚子夏日

前言

"天人相应"是中医学理论体系中重要的一部分。古人通过长年累月的观察，发现天象、气候和人体的健康状况变化之间有某些特定的关联和规律。《黄帝内经》中有七篇大论集中阐释了这种规律，将其总结为以五运六气为基础的推演，并在后世发展成了运气学说。

在临床工作中，我们经常会发现有时候会突然集中出现很多具有相似特点的病例，或者在某一时节所有的患者都具有某种相同的症状和体征。大家都知道这可能是因为感染某种病原体、过敏原，或是天气变化而导致的。那么究竟是什么因素影响这些外界病因的产生呢？这就是五运六气所阐释的规律，即气候、病原体、人体、自然界药物的药性等，都与天体的运行有关联。医者治疗疾病时，在辨证论治的基础上，如果再顺应了五运六气的规律，则会达到事半功倍的效果。

在临床带教工作中，我发现部分初学者误认为五运六气理论是占星学、迷信，而对其嗤之以鼻，还有一部分人则是过分倚重五运六气和周易等数术，用计算代替辨证论治组方开药。这大概是因为五运六气理论有一些晦涩难懂的地方，需经人稍加点拨方易通晓，所以令很多初学者望而却步。为什么五运六气这么难学呢？我认为其主要原因有二：第一，同一个名词在不同章节的意义是不同的，需要我们自己理解辨析，如"木"可以代表"木运"，也可以代表六气中的"木"气，或是五行中的"木"属性，而同样"厥阴风木"在不同语境下则有时指代主气，有时指代客气，这就需要我们通过前后文来判断和理解。第二，在应用五运六气推演某一年的物候和疾病时，需要根据当年的气运分别推算以下几点：一是主运与司天在泉相合；二是司天在泉与自己的主气相合；三是六气的主气与客气相合；四是六气的主气、客气与司天在泉相合。根据这几种推演会得出几种不完全一致的结果，很多初学者就是在这一点上感到混乱和迷惑，这也正是五运六气的高明深奥之处。自古便有"天道不可测"的说法，即便是在《黄帝内经》的年代，古人也认为不可能通过某一种算法就精确推算出未来所有的气运，因而只是给出了几种相互叠加的可能性。只有根据实际观察到的气候、物候变化，再结合五运六气的推演，才有可能推测出短期未来疾病发生的趋势。而比起推测未来，学习五运六气更重要的意义是指导我们在临床中根据当季的气运分析患者发病的诱因，并调整治疗方案，从而达到更好的疗效。

本书从初学者和临床工作者的角度出发，以《黄帝内经》为基础，尽量以通俗易懂的语言阐释五运六气的概念来源和推演过程，以及如何运用五运六气理论指导临床调整治疗方案。希望本书能帮助各位初学者和中医爱好者快速入门。

编者

2021 年 2 月

目录

导言

　　中医学是中华文明五千年传承下来的瑰宝，在漫漫的历史长河中护佑着中华儿女的健康。"天人相应"是中医学理论体系的特点之一。我们的先辈通过长年累月对人体和自然的观察，发现气候、环境、节气、时间等因素和人体的健康状况之间有某种规律的联系，经过漫长的总结归纳，最终得出了一套理论方法，可以推测未来气候与环境以及人体健康状况的变化，这就是五运六气。

　　古往今来，归纳总结并试图预测疾病发生的规律，都是各路医家研究探讨的热门。在临床工作中，我们经常会发现某一时段会突然集中出现很多具有相似特点的病例，或者在某一时节所有的患者都具有某种相同的症状和体征。例如，2020年初武汉很多人都同时出现了咳嗽、发热、乏力等症状。现在大家都知道这是由于感染新型冠状病毒引起的肺炎。感染病毒，引发肺炎，继而出现症状，这是西医学的基础思维逻辑。而中医则是应用五运六气，从"天人相应"的整体观出发分析问题，认为首先出现的是气候和环境的异常，继而同时引发了疫疠邪气的爆发，也就是病毒的变异；

而人体感受邪气后出现的症状也和当地环境和气候有关。后来疫情在全球扩散，事实证明了同一种病毒确实在不同季节、不同地区有不同的变异趋势，感染后也会有不同的症状表现。用这个例子想告诉大家，五运六气是一门眼界宏大的学科，其所研究的主要包括：一是气候的特点；二是气候影响下环境的特点，我们称为"物候"，如环境的潮湿和干燥、农作物的生长、草药的药性及引发疾病的"邪气"等，都是物候的范畴；三是在这二者共同作用下人体的变化以及疾病的转归。

什么是五运六气呢？简单来说，"运"归纳了一个季度的气候特点，中医学认为一年有 5 个季度，"运"分别有 5 种类型，对应金、木、水、火、土五行，故称"五运"。"气"在这里是说临近两个月的气候特点，一年 12 个月分为 6 步气，"气"分别有 6 种类型，同样对应五行，故称"六气"。这样来看，每个月份都会分别有一个对应的"运"和"气"。找到特定时间所对应的运气，就是运用五运六气的第一步。按前面所说，运和气都是描述气候特点的，在同一时间会不会冲突，究竟应该听哪一个呢？这时候就要根据其对应的五行属性的生克制化进行推导，从而得出强弱制衡之后的结果。这个过程称为"运气推演"，是五运六气理论的主体，也是难点，学会了运气推演，其余的部分也就可以迎刃而解了。

中医为什么要学习五运六气呢？在古代，中药的采集和运输都不像现在这样方便，一旦某个地区发生大规模流行病，若没有预先准备，很快就会出现当地药品资源枯竭的情况。因此古人研究五运六气最主要的原因是"司岁备物"，即通过运气推演预测接下来一段时间可能出现的疾病，及其可能会出现的症状，使人们能在早期就有所预防，并预先准备好药物。现在，我们运用五运六气同样可以在一定程度上预测疾病的发生和发展，而更重要的是指导我们在不同时节根据运气调整治则，选取最适宜的药物。

运气学说是一门古老的科学，是古人给我们留下的宝贵财富，我们应该认真学习、仔细研究探讨、灵活掌握和应用，使临床治疗效果能得到进一步提高。

第一章 五运六气的基础知识

一、十干、五运

什么是十干？十干就是天干，而天干就是十个计算和记载数目的文字，我们把甲、乙、丙、丁、戊、己、庚、辛、壬、癸这十个文字称为十干。"天干犹如木之干，强而为阳"，也就是说天干就像树木的主干一样，是坚强而属阳的，而"甲乙以名日"，"甲至癸为十日，日为阳"，也就是说从甲日起到癸日止正好是十日，也叫作一旬。因为在古代认为十干属阳，是用来律纪天日的，所以又把它称为"天干"。

十天干是怎样推演天日的变化次递的？古人是将十天干变化顺序次递，按照自然界一年五季以及万物的发生、少壮、繁荣、衰老、灭亡、重生，这样更始的顺序来传递的。《史记·律书》和《汉书·律历志》中是这样解释这十天干的："甲者，言万物剖符甲而出也""出甲于甲"，故甲是指嫩芽突破了种子坚硬如符甲一样的外壳而初生萌发。"乙者，言万物生轧轧也""奋轧于乙"，故乙是指初生的幼苗艰难而顽强地逐渐抽轧而努力生长。"丙者，言阳道著明""阳道明丙"，故丙是指阳气盛发充分，阳道彪炳明著，万物生长得特别茂盛显著。"丁者，言万物之丁壮也""丁壮大盛"，故丁是指万物不断生长壮大有长成丁壮之势。"戊者，言茂也""丰杼于戊"，故戊是指万物枝叶繁茂，越发茂盛。"己者，言纪也""理纪于己"，故己是指万物盛熟到了极致，而且有形可以纪识了。"庚者，言阴气庚万物""敛更于庚"，故庚是指阴气开始发生并且在变更着万物，果实开始收获敛藏，秋收而待来春，生命将从此开始更换。"辛者，言万物之辛生""悉心于辛"，故辛是指果实成熟辛杀之后，万物艰辛的生存，它们将生机潜状起来等待着新生。"壬者，言阳气任养万物于下也""阳气怀壬"，故壬是指阳气潜伏于下，担负着在下面养育万物的重任，而这初生的阳气又在妊养着新的生命。"癸者，言万物可揆度""陈揆于癸"，故癸是指万物可以揆度，植物宿根待发，第二代的生命又将开始发生。由此可见，十天干就是按照自然界生长规律的顺序来传递排列的。

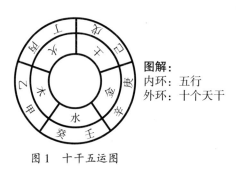

图解：
内环：五行
外环：十个天干

图 1　十干五运图

为什么甲能代表新的生命开始？因为按照五季、五行、五方、五脏来说，甲、乙在五季中属春，在五行中属木，在五方中属东方，在五脏中属肝、胆；丙、丁在五季中属夏，在五行中属火，在五方中属南方，在五脏中属心、小肠；戊、己在五季中属长夏，在五行中属土，在五方中属中央，在五脏中属脾、胃；庚、辛在五季中属秋，在五行中属金，在五方中属西方，在五脏中属肺、大肠；壬、癸在五季中属冬，在五行中属水，在五方中属北方，在五脏中属肾、膀胱（见图1）。这正如《素问·天元纪大论》中所说："天有五行御五位，以生寒、暑、燥、湿、风。人有五脏化五气，以生喜、怒、思、忧、恐。"也就是说，天有五行统主于五个方位，在东方生风、属木，在南方生暑、属火，在中央生湿、属土，在西方生燥、属金，在北方生寒、属水。而人的五脏化生的五气分别是肝化木、心化火、脾化土、肺化金、肾化水。

五方、十干、五季、五行相互配属歌诀

东方甲乙春木，

南方丙丁夏火，

中央戊己夏土，

西方庚辛秋金，

北方壬癸冬水。

怎样辨别十天干的阴阳属性呢？古人是按照奇数和偶数来分类辨别的。奇数为单，不可分离，故属阳；偶数为双，可分可离，故属阴。甲、丙、戊、庚、壬在十天干的排列顺序是一、三、五、七、九，为奇数，故它们都是阳干。在脏腑的阴阳排列中，它们分别是甲为阳木、丙为阳火、戊为阳土、庚为阳金、壬为阳水。它们与脏腑的相合都是属于腑而不属于脏，因为腑为阳而脏为阴。而乙、丁、己、辛、癸在十天干的排列顺序是二、四、六、八、十，为偶数，故它们都是阴干。在脏腑的阴阳排列中，它们分别是乙为阴木、丁为阴火、己为阴土、辛为阴金、癸为阴水。它们与脏腑的相合都是属脏而不属腑，因为脏为阴而腑为阳。因此，十干在五季、五行、五方中虽然都是两干同在，但是它们的阴阳属性、脏腑属性是完全不一样的。

十干与脏腑配属歌诀

甲胆乙肝丙小肠，丁心戊胃己脾乡，

庚属大肠辛属肺。壬属膀胱癸肾脏，

三焦亦向壬中寄，胞络同归入癸方。

十天干，即甲、乙、丙、丁、戊、己、庚、辛、壬、癸，与五行的木、火、土、金、水相配相合运行时，就叫作五运。五运是用来说明每一年各个季节不同的气候变化。在一年之中共有五个季节，而在每个季节中又有四个"生"，即五方生五气、五气生五行、五行生五味、五味生五脏，这些都是因为季节的变化而发生的正常变换。同时每个季节还有两个"为"，这说明天和五气，地和五行的关系，是每个季节在五行天气中的正常变化。此外，每个季节会有各种正常气候的各个表现方面，即性（性质的归属）、德（本质的归属）、用（功能的归属）、色（颜色的归属）、虫（动物的归属）、政（作用的归属）、令（时令的归属），并且它们也会有化（正常的变化）、变（异常的变动）、眚（易发的危害）等反常的变化表现。

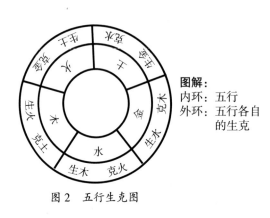

图解：
内环：五行
外环：五行各自的生克

图 2　五行生克图

怎样用木、火、土、金、水五行说明一年五个季节的性质呢？我们就按照《素问·五运行大论》中所说的四生、二为来一一说明，同时将五性、五德、五用、五色、五化、五虫、五政、五令、五变、五眚也分别加以论述，由此来说明五运就是五行属性推演一年五季规律的气象发生的运行变化（见图 2）。

《素问·五运行大论》中说"东方生风，风生木，木生酸，酸生肝"，"在天为风，在地为木"，"其性为暄，其德为和，其用为动，其色为苍，其化为荣，其虫毛，其政为散，其令宣发，其变摧拉，其眚为陨"。

甲、乙所属五方是东方。风是天地的阳气所化生，阳生于春，而春气所属的是东方，故东方生风。风动而使万物树木生发，欣欣向荣，故风生木。酸味是由木气所化生的，故木生酸。而酸味最先入的五脏是肝，并且能滋养肝气，故酸生肝。属于六气时在天所表现的是风，属于五行时在地所显现的是木。春木的性质是温暖的，它的本质是春阳之气的敷布均和，它的功能是春风摇动，使万物复苏，而苍色是五色中的木色。木的正常变化是万物颜色的荣美，丛毛竖直而立的毛虫是得到木之气所化生的。春天阳气散布于万物，这是木气的作用，而阳气升发是春木时令的表现。损折败坏，风气刚强是木气异常的变动，如果金兼木化，金胜克木，而使枝叶坠落，这是木的灾害表现。

《素问·五运行大论》中说"南方生热，热生火，火生苦，苦生心"，"其在天为热，在地为火"，"其性为暑，其德为显，其用为燥，其色为赤，其化为茂，其虫羽，其政为明，其令郁蒸，其变炎烁，其眚燔焫"。

丙、丁所属的五方是南方。阳气旺盛的极致是夏，而夏所属的是南方，故南方生热。热气旺盛之极就会生火，故热生火。苦味是由火气所化生的，故火生苦。而苦味最先入的五脏是心，并能滋养心气，故苦生心。属于六气时在天所表现的是热，属于五行时在地所显现的是火。南方的暑热是夏火的性质，阳热之象是火的本质，阳热的躁动是火的功能，而赤色是五色中的火色。万物生长茂盛是火的正常变化，扁毛飞扬的羽虫是得到火之气所化生的。阳光普照，大地明亮，是火气的作用，暑热闷郁蒸腾是夏火时令的表现。而炎热销烁焦枯是火气异常的变动，炙烤如同在焚烧是火的灾害表现。

《素问·五运行大论》中说"中央生湿，湿生土，土生甘，甘生脾"，"其在天为湿，在地为土"，"其性静兼，其德为濡，其用为化，其色为黄，其化为盈，其虫倮，其政为谧，其令云雨，其变动注，其眚淫溃"。

戊、己所属的五方是中央。湿气旺盛的是长夏，而长夏所属的是中央，故中央化生湿气。湿润的气化会使土气旺盛，万物生长，故湿生土。甘味是由土气所化生的，故土生甘。而甘味最先入的五脏是脾，并能滋养脾气，故甘生脾。属于六气时在天所表现的是湿，属于五行时在地所显现的是土。脾脏属于至阴，它的性质是安静的，土湿濡润万物是土的本质归属。土属中央而旺于四季，万物的变化都归属于土，是土的功能，而黄色是五色中的土色。万物繁荣、丰满充盈是土气的正常变化，脾主肉，赤体而肌肉丰满的倮虫是土气所化生的。宁静安谧是土的作用，云雨多发、湿热蒸腾是长夏土的时令表现。大风暴雨倾下如注是土气的异常变动。大雨久下，大水泛滥，山体房屋崩溃倒塌是土的灾害表现。

《素问·五运行大论》中说"西方生燥，燥生金，金生辛，辛生肺"，"其在天为燥，在地为金"，"其性为凉，其德为清，其用为固，其色为白，其化为敛，其虫介，其政为劲，其令雾露，其变肃杀，其眚苍落"。

庚、辛所属的五方是西方。金气旺盛于西方，其气化燥，故西方生燥。燥气刚强能使金气旺盛起来，故燥生金。辛味是由金气所化生的，故金生辛。辛味最先入的五脏是肺，并能滋养肺气，故辛生肺。属于六气时在天所表现的是燥，属于五行时在地所显现的是金。西方的清凉是金秋的性质，清凉静肃是秋金之气的本质，坚而能固是金的功能，而白色是五行中的金色。万物的收敛，是金气的正常变化，外壳坚硬、皮甲坚固的介虫是由金之气所化生的。风气强劲刚烈是金气作用的归属，凉气催动、雾生露降是秋金时令的表现。秋风肃杀，草木凋零残败，是金气的异常变动。草木变色、苍木毁败凋落是金的灾害表现。

《素问·五运行大论》中说"北方生寒，寒生水，水生咸，咸生肾"，"其在天为寒，在地为水"，"其性为凛，其德为寒，其用为藏，其色为黑，其化为肃，其虫鳞，其政为静，其令霰雪，其变凝冽，其眚冰雹"。

壬、癸所属的五方是北方。水气旺盛于北方，其气化寒，故北方生寒。寒气阴润，能使水气旺盛起来，故寒生水。咸味是由水气所化生的，故水生咸。咸味最先入的五脏是肾，并能滋养肾气，故咸生肾。属于六气时在天所表现的是寒，属于五行时在地所显现的是水。北方的寒气凛冽战栗是冬水的性质，冬天气候的寒冷是冬水的本质，万物封藏、休养生息是水的功能，而黑色是五行中的水色。万物肃然安静是水气的正常变化，鳞甲披身、潜就在下的鳞虫是由水之气所化生的。清静澄澈是水的作用，天寒地冻、霰撒雪风是冬水时令的表现。冰冻寒甚、寒凝严冽是冬水的异常变动。寒冷的冰雹非时而降下，是水的灾害表现。

这里所论述的五运是木、火、土、金、水五行和十天干以及阴阳相配合后所显示出的五运。这是天地在阴阳相互对立的关系中以五行所表达的实质。而十天干所示的就是阴阳流动的次序。天干相对应的每个季节，就是天地阴阳用五行所显示出的气运。在十天干中，甲阳乙阴为木，丙阳丁阴为火，戊阳己阴为土，庚阳辛阴为金，壬阳癸阴为水。需要注意的是，这种五运是五行与十天干阴阳相合后以五方、五季的关系来确定的，年年如此，永远不变，而我们在运气学说中所论述的另一种五运与其是完全不相同的。另一种五运所论述的是天体间五种气象的运行，它是轮环转换、年年不同的。因此在学习时，一定要认真加以区别，千万不要把二者混淆，以免产生思维混乱。

天干五运在临床上有什么作用呢？十天干能够代表天日演化递进的次递，而且具有阴阳两种性质，它与五行相合之后可以探索一年五季的变化运行规律，用以说明气候、气象在循环运动时的各种变化，同时提示我们在气候、气象的异常变化中怎样找出它们的变化关系，帮助我们在临床上提前预判下一个季节可能会发生的各种病症。

但是现在日常人们所使用的是公元历年，怎么能够快速知道所逢遇之年的纪年在十天干中属于哪一年呢？为了方便推演，我们将公元历年与天干年相合相配。因为天干年是十个数，而公元历年也是以十进位的，所以在这十年相对应的年位上，天干与公元历年的尾数总是相合不变的，它们的规律是甲和4，乙和5，丙和6，丁和7，戊和8，己和9，庚和0，辛和1，壬和2，癸和3。这样当我们知道了公元历年的尾数就可以推算出天干年的属性。但是要注意天干年的单双奇偶与公元历年尾数的单双是正好相反的。甲4、丙6、戊8、庚0、壬2，在公元历年的尾数都是双数，但在天干年都是奇数，都属于阳年；乙5、丁7、己9、辛1、癸3，在公元历年的尾数都是单数，但在天干年都是偶数，都属于阴年。由于年的奇偶与脏腑相合是按照天干年推演而不是按照公元历年的尾数单双推演的，所以这种方法只是便于推算天干的公元纪年而没有其他的作用。例如2018年，这一年公元历年的尾数是8，它对应的干支年是戊。戊在天干年的排列是在第五位，为奇数，那么这一年一定是阳年，它对应的脏腑是腑。因此2018年是戊年、阳年。戊己属土，阳土为腑属胃，故这一年应该是胃腑的属性。那么在诊断和治疗时，就要关注胃腑的各种症状，在用药和治疗时应适当偏重这一方面。

附：《医宗金鉴·运气心法要诀·五行质气生克制化歌》

五行质气生克制化歌

天地阴阳生五行，各一其质各一气，
质具于地气行天，五行顺布四时序。
木火土金水相生，木土水火金克制，
亢害承制制生化，生生化化万物立。

【注】天地既立，而阴阳即在天地之中，阳动而变，阴静而合，生五行也。天一生水，地六成之；地二生火，天七成之；天三生木，地八成之；地四生金，天九成之；天五生土，地十成之，是五行各一其质也。东方生木，木之气风；南方生火，火之气热；中央生土，土之气湿；西方生金，金之气燥；北方生水，水之气寒，是五行各一其气也。在地曰木，在天曰风；在地曰火，在天曰热；在地曰土，在天曰湿；在地曰金，在天曰燥；在地曰水，在天曰寒，是五行质具于地，气行于天也。木位东方，风气布春；火位南方，热气布夏；土位中央四维，湿气布长夏；金位西方，燥气布秋；水位北方，寒气布冬，是五气顺布四时之序也。即周子曰：阳变阴合，而生水、火、木、金、土。五气顺布，四时行焉。木生火，火生土，土生金，金生水，水复生木，是五行相生，主生养万物者也。木克土，土克水，水克火，火克金，金克木，木复克土，是五行相克，主杀害万物者也。相克则死，相制则生。木亢害土，土亢害水，水亢害火，火亢害金，金亢害木，此克其所胜者也。然我之所胜之子，即我之所不胜者也。

我畏彼子出救母害，不敢妄行，承受乃制，制则生化，则各恒其德，而生化万物、无不具也。假如木亢太过，土受害矣，是我胜其我之所胜者也。土之子金，承而制焉，则我畏我之所不胜，自然承受乃制，制则生化矣。火亢太过，金受制矣，金之子水，承而制焉。土亢太过，水受制矣，水之子木，承而制焉。金亢太过，木受制矣，木之子火，承而制焉。水亢太过，火受制矣，火之子土，承而制焉。五行皆若此也。此所以相生而不害，相制而不克也。而生生化化，万物立命之道，即在于是矣。此五行生克制化之理，不可不知者也。

二、五音建运、太少相生

五音就是五行的声音。通常将声音与五行相合相配，并以此说明声音与五行之间的关系以及五行的性质。

五音的顺序是宫、商、角、徵、羽。这种顺序是按照声音的长短、高下、清浊等方面来排列的。

宫音："其声漫而缓，浑厚而浊"，它的声音最长、最下、最浊，能够长远以闻。宫者，中也。居中央而畅四方，为中和之意。在五行之中，土生中央而化生万物，故宫音是土之音。

商音："其声促以清，嘹亮高畅，激越而和"，它的声音次长、次下、次浊。商者，章也，物成事明也，商者，强也，又为坚强之意。商音具有坚强之意。在五行之中，金性最为坚强，故商音是金之音。

角音："其声呼以长，和而不戾，润而不枯"，它的声音介于长短、高下、清浊之间。角者，触也，阳气蠢动，万物触地而生也。角音如同阳气所触动而发生的声音。在五行之中，木正是由于春阳之气发动而生的，故角音是木之音。

徵音："其声雄以明，焦烈燥怒，如火烈声"，它的声音次短、次高、次清。徵者，万物大盛蕃祉也，为盛阳之象。阳盛而极，物盛则止。在五行之中，火是盛阳之象，故徵音是火之音。

羽音："其声沉以细，圆清急畅，条达畅意"，它的声音最短、最高、最清。羽者，舒也，阴尽阳生，万物将由此而舒发。在五行之中，只有水具有这种舒发的生机。当冬尽而春回之时，水能生木，并由此又进行下一个轮回，故羽音是水之音。

在五音的排列中，如果按照声音的浊清、长短排列次序，则土音为宫，金音为商，木音为角，火音为徵，水音为羽。若将五音归属于五行并且按照春、夏、长夏、秋、冬五个季节不同的气运顺序排列，则会发生变化，它们的排列序属要随五行的相生和五季的改变顺序排列。春属角，因为"角者，触也，万物触地而生也"。角是触，它象征着植物的根系像触角一样开始发达，植物冲破地面长出了幼苗，而春季是万物生长的季节，因此角象征着春季。夏属徵，因为"徵者，祉也，万物阳盛而极"。徵象征着阳气旺盛，物体盛大，阳光明亮，植物枝叶茂盛，而夏季是盛阳炎热之季，因此徵象征着夏季。长夏属宫，因为"宫者，中也"。它位于中央而使四方畅通。而长夏正是沟通春夏秋冬四季之时的中间季节，因此宫象征着长夏。秋属商，因为"商者，物成事明也"。商象征着物质已经成熟，可以明显看到物质的大小和成熟的程度，而秋季是万物成熟的季节，因此商象征着秋季。冬属羽，因为"羽者，宇也，物藏聚萃宇复也"。羽象征着万物都聚集隐藏于地下，并且等待着下一个轮回的复苏，而冬季是万物封藏之季，因此羽象征着冬季。按照这样的顺序排列，则为春木角，夏火徵，长夏土宫，秋金商，冬水羽。

若把五音分别与十天干和五运相互关联，则它们又会形成自己新的关系体系，而这种关系体系是运气学说所有的排列与推演中最主要的关系体系，即宫为土音，在五运中为土运，在十天干中为甲、己；商为金音，在五运中为金运，在十天干中为乙、庚；羽为水音，在五运中为水运，在十天干中为丙、辛；角为木音，在五运中为木运，在十天干中为丁、壬；徵为火音，在五运中为火运，在十天干中为戊、癸。

在十天干中有阴阳的区别，而在五音所建的五运中也有阴阳的区别，通常以所属天干和五运是太还是少分辨它们是阳还是阴。在十天干中，

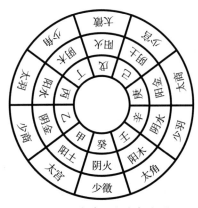

图解：
内环：十天干
中环：天干各自的五行阴阳属性
外环：天干各自所属五运太少

图3　五音建运太少相生图

如果逢遇甲、丙、戊、庚、壬，是阳干，属太；如果逢遇乙、丁、己、辛、癸，是阴干，属少（见图3）。太属于阳而少属于阴，阳以生阴，阴以生阳，这是按照阴阳相生的顺序说明这种阳生阴、阴生阳的规律，这也就是太生少、少生太的规律。这种阴阳太少的互生规律是：如果在阳就属于太，如果在阴就属于少。太属于有余，少属于不足。这样的阴阳相配，太少相生，如环无端。而如此的一动一静，就形成了阳根于阴、阴根于阳、阴阳相合的易道。

五运相生的关系是土生金、金生水、水生木、木生火、火生土。在五音所建的五运中，甲为太宫阳土，土生金，阳土生阴金，也就是太宫生少商；金生水，阴金生阳水，也就是少商生太羽；水生木，阳水生阴木，也就是太羽生少角；木生火，阴木生阳火，也就是少角生太徵；火生土，阳火生阴土，也就是太徵生少宫。己是少宫阴土，阴土生阳金，也就是少宫生太商；金生水，阳金生阴水，也就是太商生少羽；水生木，阴水生阳木，也就是少羽生太角；木生火，阳木生阴火，也就是太角生少徵；火生土，阴火生阳土，也就是少徵生太宫（见图4）。五运就是这样如环无端、太少相生地推演生变着，同时也由此形成了运气的阴阳变化。太为有余，少为不足，五运太少相生的顺序就是这样一太一少地无穷演变着，无论主运、中运、客运都有太少的不同，也都必须按照太少相生的顺序进行演变推算。

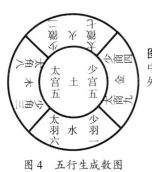

图解：
中心：土运太少生数
外环：木、火、金、水四运的太少以及生数成数

图4 五行生成图

为什么要如此关注太少的变化呢？这是因为大运离不开阴阳的变化，而主运、客运又都离不开大运的太少，主运的初运起于角而终运终于羽，那么这个初运角是太角还是少角，就要根据中运的太少来推演。而客运的初运又是这一年的中运，客运太少次序也要根据中运的太少来推演，而中运的太少是以天干的阴阳来确定本年的太少。《素问·六元正纪大论》中分别列出了各年的气运，它在"角"的下面会注一个"初"字，而在"羽"的下面注一个"终"字。在十干中，凡是逢遇甲、乙、丙、壬、癸这五年都是以太角为初运；凡是逢遇戊、己、庚、辛、丁这五年都是以少角为初

运。这个中运太少的推演方法有利于迅速寻找出主运"角"的太少和客运初运的太少，从而便于按照太少相生的顺序推演出主运和客运中其他各运的太少，并由此完成这一年主运、中运、客运排列顺序的对比。

附：《医宗金鉴·运气心法要诀·五音主客太少相生歌》

五音主客太少相生歌

主运角征宫商羽，五音太少中运取。
如逢太征太商年，必是少角少宫羽。
若逢太角宫羽年，必是少商与少征。
以客取主太少生，以主定客重角羽。

【注】主运之音，必始角而终羽者，乃五音分主四时，顺布之常序也。然阳年为太，阴年为少者，是五音四时太过不及之变化也。如逢戊年太征，庚年太商之年，则主运初运，必是少角，二运则是太征，三运必是少宫，四运则是太商，终运必是少羽也。若逢壬年太角，甲年太宫，丙年太羽之年，则主运初运则是太角，二运必是少征，三运则是太宫，四运必是少商，终运则是太羽也。故曰太少皆以中运取，此是以客之中运取主之五运，太少相生之义也。又以主之太少，定客之五运，太少相重之法，以发明相加相临，太过不及之理也。

三、十干化运、齐化兼化

五行分配在十天干后的组合是甲乙木、丙丁火、戊己土、庚辛金、壬癸水，但是五运和这样的分布排列完全不同。因为五运是用来观察天体五种不同的气象运行，它是十天干与二十八星宿的分布相互关联之后与五行配合，并由此确定的宇宙间的五种气象的运行。《素问·五运行大论》中说："土主甲己，金主乙庚，水主丙辛，木主丁壬，火主戊癸。"为什么会有这样的分布排列呢？这是因为在太古占天的开始，古人通过察五气、经五天，从而确立了五运，并在《太始天元册》中做了记载。我们现在所运用的十干所化的五运，就是由此而建立的。

《素问·五运行大论》中说："丹天之气，经于牛女戊分；黅天之气，经于心尾己分；苍天之气，经于危室柳鬼；素天之气，经于亢氐昴毕；玄天之气，经于张翼娄胃。"意思是说丹天是红色，属于火气；黅天是黄色，属于土气；苍天是青色，属于木气；素天是白色，属于金气；玄天是黑色，属于水气。戊为天门，位于壁奎两个星宿之上；己为地户，位于角轸两个星宿之上。

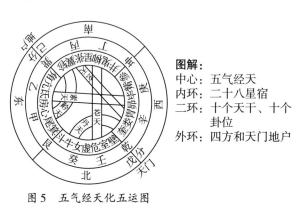

图解：
中心：五气经天
内环：二十八星宿
二环：十个天干、十个卦位
外环：四方和天门地户

图5 五气经天化五运图

古人在占天时，通过察五气、经五天，确立了五运。那什么是五天五气呢？在观察天象天气时，当见到红色的火气行经于牛、女、壁、奎四个星宿之上，而牛、女二宿在十干位于癸位，壁、奎二宿在十干位于戊位，因此戊癸化火，即凡是逢遇戊年、癸年便是属火的气象主事，属于火运。当见到黄色的土气行经于心、尾、角、轸四个星宿之上，而心、尾二宿在十干位于甲位，角、轸二宿在十干位于己位，因此甲己化土，即凡是逢遇甲年、己年便是属土的气象主事，属于土运。当见到青色的木气行经于危、室、柳、鬼四个星宿之上，而危、室二宿在十干位于壬位，柳、鬼二宿在十干位于丁位，因此丁壬化木，即凡是逢遇丁年、壬年便是属木的气象主事，属于木运。当见到白色的金气行经于亢、氐、昂、毕四个星宿之上，而亢、氐二宿在十干位于乙位，昂、毕二宿在十干中位于庚位，因此乙庚化金，即凡是逢遇乙年、庚年便是属金的气象主事，属于金运。当见到黑色的水气行经与张、翼、娄、胃四个星宿之上，而张、翼二宿在十干位于丙位，娄、胃二宿在十干位于辛位，因此丙辛化水，即凡是逢遇丙年、辛年便是属水的气象主事，属于水运（见图5）。五运的化生运转都是由此开始的，因为这是由天地初分之时太古所占的天文气色所形成的。

那什么是天门地户呢？《素问·五运行大论》中说："所谓戊己分者，奎壁角轸，则天地门户也。"奎、壁二宿位于卦位的乾卦位，也就是十干的戊位，角、轸二宿位于卦位的巽卦位，也就是十干的己位。戊位于西北，己位于东南，《遁甲经》认为"六戊为天门，六己为地户"，当奎、壁二宿临于巽卦位，这也正是十干的戊土位，而当角、轸二宿临与卦位，这也正是十干的己土位。需要注意的是，这个戊土己土不是五运的土位，而是十干与五行相合的土位。奎、壁二宿交于春分，从春分开始，日照时间延长，天气开始变暖。万物复苏开始生长茂盛，这些变化都是从奎、壁二宿开始的。角、轸二宿交于秋分，从秋分开始，日照时间缩短，天气开始寒冷，万物开始收藏，这些变化都是从角、轸二宿开始的，因而有"春分司启，秋分司闭"之说，这种开启和关闭就像门户一样。同时奎、壁二宿位于西北，从奎、壁二宿向南，日照时间延长，属于阳道，故称为天门。角、轸二宿位于东南，从角、轸二宿向北，日照时间缩短，属于阴道，故称为地户。而奎、壁、角、轸在星宿的位置上又是东南、西北互相对待的，因此奎、壁、角、轸四宿就是天门地户。在卦位上，乾居于西北，巽居于东南，也是天门地户的意思。春分秋分，日夜平分，天门、地户是日夜阴阳分布的转折之处。由于阴阳的转折变换，导致患者的病情和用药的凉热补泻也会有很大的变化，所以临床上应该加以注意。

同时，在太古占天时，将五运之象与五天相合进行分析说明时，还有月建的说明方法，这种方法也是确立五运的原理之一。月建主要是指地支正月所建的寅月。寅与十干中五个阳干相合，配合五行的相生。它是从首先建立的干支中天干所属五行的所生之子，来确立这个天干年的气运的。在甲年己年，正月首先建的是丙寅，丙是阳火，火生土，故甲己化土是土运。在乙年庚年，正月首先建的是戊寅，戊是阳土，土生金，故乙庚化金是金运。在丙年辛年，正月首先建的是庚寅，庚是阳金，金生水，故丙辛化水是水运。在丁年壬年，正月首先建的是壬寅，壬是阳水，水生木，故丁壬化木是木运。在戊年癸年，正月首先建的是甲寅，甲是阳木，木生火，故戊癸化火是火运。这是五运生于正月月建的一种理论观点。但是无论是哪一种理论观点，它们对于十干所化生的五运都是相同的。由此，《素问·天元纪大论》中说："甲己之岁，土运统之；乙庚之岁，金运统之；丙辛之岁，水运统之；丁壬之岁，木运统之；戊癸之岁，火运统之。"这里所说的"统之"，就是统主一年的意思。

十天干所化生的五运次序是按照五行相生来排序的，即土生金、金生水、水生木、木生火、火生土。为了方便观察，可把天干与五气相合相配，再将它们分属于太少。同时，为了能够快速知道所逢之年所属的天干，也可将公元年的尾数与十干相合，这样就形成了下面的排列分布（见表1）。

表1　十天干、公元年尾数及所属五气、太少对应关系

天干十年	甲	乙	丙	丁	戊	己	庚	辛	壬	癸
公元年尾数	4	5	6	7	8	9	0	1	2	3
所属五气	土	金	水	木	火	土	金	水	木	火
所属太少	太	少	太	少	太	少	太	少	太	少

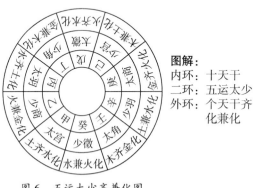

图解：
内环：十天干
二环：五运太少
外环：个天干齐
化兼化

图6　五运太少齐兼化图

通过这样的排列配合，就可以快速知道所逢遇之年在十干是什么，所化生的五运是什么，它是太过还是不及，从而就可以推测这一年的气象特点、气运的旺盛与衰少，以及这些变化对人体和发病因素的影响，以此来作为疾病诊断、治疗和预防的参考。

五运天干有太少的区别，而这个区别在于说明气运盛衰的不同。五太属于阳年，这是因为它的气运旺盛而有余。五少属于阴年，这是因为它的气运虚衰而不足。因此，凡是在阳年太过而属于本运的气旺之年，如果遇到克制本运的气运，就会因为本运的旺盛而无法克制本运而反被齐化，也就是本运会与克制之运平齐运行。如果在阴年不及而属于本运的虚衰之年，由于本运的虚衰不足，胜出于本运的气运就会以强兼弱，以此来兼化，也就是说胜出之运会兼并、替代本运来行使权力。这就是天干五运的齐化和兼化（见图6）。

在五运的阳年都是太过之年，它们与六气相合共有三十年。在太过之年，本运会因为过于亢盛反而平齐了胜出自己的气化，即太宫土运，反齐木化；太角木运，反齐金化；太商金运，反齐火化；太徵火运，反齐水化；太羽水运，反齐土化。而在五运的阴年都是不及之年，它们与六气相合共有三十年。在不及之年，本运因为虚衰不足，胜出之气就会兼并、替代本运行使权力，即少宫土运，木来兼化；少角木运，金来兼化；少商金运，火来兼化；少徵火运，水来兼化；少羽水运，土来兼化。

太宫土运：太属于阳年，太宫是土运太过之年，土运会过于旺盛。本来木克土，木是土的胜出之气，但现在土运太旺，木无力克土，土反而和克己的木平齐气化行使着权力，这就是土运反齐木化。

太角木运：太属于阳年，太角是木运太过之年，木运会过于旺盛。本来金克木，金是木的胜出之气，但现在木运太旺，金无力克木，木反而和克己的金平气化行使着权力，这就是木运反齐金化。

太商金运：太属于阳年，太商是金运太过之年，金运会过于旺盛。本来火克金，火是金的胜出之气，但现在金运太旺。火无力克金，金反而和克己的火平齐气化行使着权力，这就是金运反齐火化。

太徵火运：太属于阳年，太徵是火运太过之年，火运会过于旺盛。本来水克火，水是火的胜出之气，但现在火运太旺，水无力克火，火反而和克己的水平齐气化行使着权力，这就是火运反齐水化。

太羽水运：太属于阳年，太羽是水运太过之年，水运会过于旺盛。本来土克水，土是水的胜出之气，但现在水运太旺，土无力克水，水反而和克己的土平齐气化行使着权力，这就是水运反齐土化。

少宫土运：少属于阴年，少宫是土运不及之年，土运虚衰无力，而木克土，木气就会克制土运而胜出，胜出的木气就会兼并土运而行使自己的权力，这就是木气兼化土运。

少角木运：少属于阴年，少角是木运不及之年，木运虚衰无力，而金克木，金气就会克制木运而胜出，胜出的金气就会兼并木运而行使自己的权力，这就是金气兼化木运。

少商金运：少属于阴年，少商是金运不及之年，金运虚衰无力，而火克金，火气就会克制金运而胜出，胜出的火气就会兼并金运而行使自己的权力，这就是火气兼化金运。

少徵火运：少属于阴年，少徵是火运不及之年，火运虚衰无力，而水克火，水气就会克制火运而胜出，胜出的水气就会兼并火运而行使自己的权力，这就是水气兼化火运。

少羽水运：少属于阴年，少羽是水运不及之年，水运虚衰无力，而土克水，土气就会克制水运而胜出，胜出的土气就会兼并水运而行使自己的权力，这就是土气兼化水运。

由此可以看出，如果中运太过旺盛，则胜出自己的气就会畏惧这个旺盛的气运，反而同它一起气化，这就是旺盛的气运逼迫克制自己的气运一同行使权力的结果。如果中运不及虚衰，则胜出自己的气就会乘着本运的虚衰兼并自己，并且使这个胜出之气来行使权力。这就是虚弱的气运被胜出之气所逼迫而产生的结果。

无论是齐化还是兼化，这只是五运一般的异常变化，具体到每个年运，还要和六气的司天配合，才能对当年的气运有一个全面具体的推演。

附：《医宗金鉴·运气心法要诀·五运齐化兼化六气正化对化歌》

五运齐化兼化歌

运过胜己畏齐化，不及乘衰胜己兼。

太过被克不及助，皆为正化是平年。

【注】五运之中运，统主一年之运也。中运太过则旺，胜己者则畏其盛，反齐其化矣。如太宫土运，反齐木化；太角木运，反齐金化；太商金运，反齐火化；太微火运，反齐水化；太羽水运，反齐土化也。即经所谓畏其旺，反同其化，薄其所不胜也。中运不及则弱，胜己者，则乘其衰，来兼其化矣。如少宫土运，木来兼化；少角木运，金来兼化；少商金运，火来兼化；少征火运，水来兼化；少羽水运，土来兼化，即经所谓乘其弱，来同其化，所不胜薄之也。中运戊辰阳年，火运太过，遇寒水司天，则为太过被制；中运乙卯阴年，金运不及。遇燥金司天，则为同气；中运辛卯阴年，水运不及，则为相生；俱为不及得助。凡遇此类，皆为正化平和之年也。

四、五运三纪：太过、不及、平气

天有十干，化生五运，土主甲己，金主乙庚，水主丙辛，木主丁壬，火主戊癸。十干又分为阴干、阳干，甲、丙、戊、庚、壬年属于阳干，天干中主岁的为阳干时，主岁的运气都是旺盛而有余的，故称其为太过；乙、丁、己、辛、癸年属于阴干，天干中主岁的为阴干时，主岁的运气都是虚衰而不足的，故称其为不及；五运之气既不是因为旺盛有余而太过，又不是因为虚衰不足而不及的，则称其为平气。太过、不及和平气合并在一起就称为"五运三纪"，也是《素问·五常政大论》中所说的"三气之纪"。

五运与五气相合，则土为湿，金为燥，水为寒，木为风，火为暑（见

图7）。

"土主甲己"，"甲己之岁，土运统之"。甲年、己年都是属于土运主事，但逢遇甲年时是土运太过。土为湿，土运太过则运本身的气盛，故《素问·气交变大论》中说："岁土太过，雨湿流行。"如果是逢遇己年时是

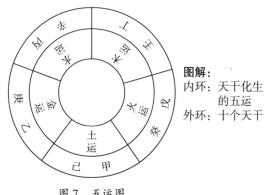

图解：
内环：天干化生
　　　的五运
外环：十个天干

图7　五运图

土运不及，不及是运本身的气虚衰不能抵御克制之气。木克土，而木为风，故《素问·气交变大论》中说："岁土不及，风乃大行。"

"金主乙庚"，"乙庚之岁，金运统之"。乙年、庚年都是金运主事，但是逢遇庚年时是金运太过。金为燥，金运太过则运本身的气盛，故《素问·气交变大论》中说："岁金太过，燥气流行。"如果是逢遇乙年时是金运不及，不及是运本身的气虚衰不能抵御克制之气。火克金，而火为炎，故《素问·气交变大论》中说："岁金不及，炎火乃行。"

"水主丙辛"，"丙辛之岁，水运统之"。丙年、辛年都是水运主事，但是逢遇丙年时是水运太过。水为寒，水运太过则运本身的气盛，故《素问·气交变大论》中说："岁水太过，寒气流行。"如果是逢遇辛年时是水运不及，不及是运本身的气虚衰不能抵御克制之气。土克水，而土为湿，故《素问·气交变大论》中说："岁水不及，湿乃大行。"

"木主丁壬"，"丁壬之岁，木运统之"。丁年、壬年都是木运主事，但是逢遇壬年时是木运太过。木为风，木运太过则运本身的气盛，故《素问·气交变大论》中说："岁木太过，风气流行。"如果是逢遇丁年时是木运不及，不及是运本身的气虚衰不能抵御克制之气。金克木，而金为燥，故《素问·气交变大论》中说："岁木不及，燥乃大行。"

"火主戊癸"，"戊癸之岁，火运统之"。戊年、癸年都是火运主事，但是逢遇戊年时是火运太过。火为暑，火运太过则运本身的气盛，故《素问·气交变大论》中说："岁火太过，炎暑流行。"如果是逢遇癸年时是火运不及，不及是运本身的气虚衰不能抵御克制之气。水克火，而水为寒，故《素问·气交变大论》中说："岁火不及，寒乃大行。"

　　五运的太过、不及和平气对于时令、节气和气候的影响有什么不同呢？《素问·气交变大论》中说："太过者先天，不及者后天。"也就是说凡是属于甲年、丙年、戊年、庚年、壬年这些太过之年，它们的气运都是在大寒节前十三日交运。如果是属于乙年、丁年、己年、辛年、癸年这些不及之年，它们的气运都是在大寒节后十三日交运，这就是《素问·六元正纪大论》中"运有余，其先至，运不及，其后至"的道理。

　　如果时节未至而气候先至，则为气运的太过而有余，凭借着太过有余之气，原来是克我（我所不胜）的，现在却能以盛气欺凌、"薄之"它。如果是我所胜（克）之气，当然就更能以盛气去侵袭它了。例如，如果是太角运木气有余，金本来克木，现在木气有余旺盛，金无力克木，而木反而会反侮我所不能胜的金而使风气大行，这就是"薄所不胜"；而木盛克土，这就是"乘所胜"。因此，凡是属于太过之气，都会因淫虐而产生这样的状况，这就是"命曰气淫"的称谓。

　　如果时节已到而气候还不到，则为气运的不及。不及就是虚衰微弱而无能，对于我所胜（克）的，由于本气的虚衰微弱而被盛气欺凌，更会被我所不胜（克）的威胁欺凌，严重时甚至还会伤害母气而致病。例如，如果是少角运木气不及，木本来克土，但由于现在木的虚衰而使木气本来能够克制的土，乘着木气的虚衰也来欺侮，这样就使土不畏木而妄行，即"所胜妄行"。土气妄行就会克水，这是因为本来土就克水，而水本来生木，水是木的母气，但是现在因为土气的克制而使水病，即"所生受病"。金本来克木，但现在由于木气的虚衰微弱而使金越发地克制木气"所不胜薄之"。因此凡是属于不及之气的，都会被欺凌威迫到这个地步，这就是"命曰气淫"的意思。

　　五运都有各自的太过和不及，而又和下一个岁运交变时产生新的太过和不及。也就是说，如果这一年是太过之运，那么下一年便是不及之运，因此我们可以根据气运的太过有余和不及不足来推知气的来至以及天气的变化。

　　十干所化的五运不是太过就是不及，那么平气又是怎样产生的呢？平气是由天干五运与地支六气相遇相合时，或运太过时被气所抵制，或运不及时被气所救助而产生的。平气是不能预期的，要以当年的天干阴阳和地支六气的分布推算后才能决定。每当逢遇平气之年，气候方面的征象是五运平和之象，五运之性平正无偏，不盛不衰，因此在任何一年产生了平气，都会使民生安康，疫病不兴。

那么五运的太过、不及和平气都是怎样称谓的呢？下面按照木、火、土、金、水的顺序来分别加以说明（见图8）。

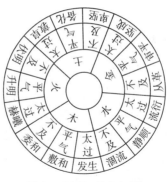

图解：
内环：五行
中环：五行各自的太过平气不及
外环：太过平气不及各个自的称谓

图8 五运三气之纪图

木运太过称为"发生"。发是指表现显露，生是指草木生长。"发生"是指木气有余，草木会发芽生长的过早，而且会长的非常旺盛，以此来说明对木运太过的识别。木运不及称为"委和"。委是指曲折而不顺畅，和是指温和而无过。"委和"是指阳和之气曲折不畅，木气委曲而使草木生长的非常稀少而缓慢，以此来说明对木运不及的识别。木运的平气称为"敷和"。敷是指普遍，和是指平和。"敷和"是指阳气舒和，阴气敷布柔和，万物生长平和，五行的气化也显得畅通平和，以此来说明对木运平气的识别。

火运太过称为"赫曦"。赫是指显著显赫，曦是指阳光明亮。"赫曦"是指阳光显赫炎烈，如同火热之势亢盛一样，以此来说明对火运太过的识别。火运不及称为"伏明"。伏是指藏匿，明是指光明。"伏明"是指阳德藏匿而不能彰显，光明伏藏而失去了明曜之气，由此使生长之气受阻，以此来说明对火运不及的识别。火运的平气称为"升明"。升是指升起，明是指明亮光明。"升明"是指火属阳，其性主升，火性上升，其德显明，其特性充分的发挥使五行的气化得以平衡的发展，以此来说明对火运平气的识别。

土运太过称为"敦阜"。敦是指厚重敦厚，阜是指高大的土山。"敦阜"是指土性本来高而厚，但现在过于高大而敦厚，以此来说明对土运太过的识别。土运不及称为"卑坚"。卑是指低下，在这里是指地势的低下，坚是指坚硬。"卑坚"是指土气亏虚，气陷低下，坚硬而失去了气化的功能，这样就使土的气化无法起到主导的作用，以此来说明对土运不及的识别。土运的平气称为"备化"。备是指完备，化是指造化，也就是大自然的功能。"备化"是指土的气厚能生长万物，无所不具备，它顺应万物之性，广生布化大自然的功能，使五行的气化同时登盛行，以此来说明对土运平气的识别。

金运太过称为"坚成"。坚是指坚硬，成是指实现完成。"坚成"是指金性坚硬刚强，能完成各种事务，但是现在过于刚硬，则易生毁伤，以此来说明对金运太过的识别。金运不及称为"从革"。从是指顺从，革是指改变、变革。"从革"是指金性本来刚硬，但因为本运不及虚衰从火化而变革，失去了坚硬之气，使金所主的收敛之气减弱，以此来说明对金运不及的识别。金运的平气称为"审平"。审是指慎重，平是指公平。"审平"是指金的本性主杀伐，现在金气平和，清宁慎重而无妄行，收敛而没有争夺，肃杀而无残害之气，使五行的气化畅通明洁，以此来说明对金运平气的识别。

水运太过称为"流衍"。流是指流动，衍是指漫延。"流衍"是指水气太过，满而外溢，漫延外流，以此来说明对水运太过的识别。水运不及称为"涸流"。涸是指干涸，流是指流动。"涸流"是指水气不及虚衰，水的源流干涸而没有了湿润之气，水的脏气不能封藏，火不畏水，火的长气反而昌盛，以此来说明对水运不及的识别。水运的平气称为"静顺"。静是指平静，顺是指顺应、顺从。"静顺"是指水体清静柔顺，静穆而顺达，以此来说明对水运的平气的识别。

太过、不及和平气各自会产生哪些病症呢？下面按照木、火、土、金、水的顺序进行分别论述。

"发生之纪"是木运太过之年，都发生在六个壬年。凡是天干逢遇壬年的时候，都是木运太过之年。木气主动，生气发达，土气因木气太过而疏松发泄。阳气和柔布化，阳气日进，阴气相随，从而化生万物。木的本性是畅达而舒展，但是木胜则克土，会致使脾脏受邪。脾虚不能运化，则会不思饮食、腹满肠鸣。脾主肌肉，脾气虚衰则会身体沉重。木邪伤胃，则会呕吐。木在人体的经脉是足厥阴肝经和足少阳胆经，木气太过则肝气强盛，肝气随着经脉上行，则会眩晕、头部巅顶处疼痛。肝气强盛则善怒，肝脉分布于两胁，故可导致两胁胀痛。肝木的气化是风，风主动摇，应在人体的变动是颤摇。因此，木运太过之年的气运是先伤在脾，后伤在肝。

"委和之纪"是木运不及之年，都发生在六个丁年。凡是天干逢遇丁年的时候，都是木运不及之年。木气虚衰，土气就不会被克制，木气虚衰，克木的金气就会旺盛，故收敛之气就会来得早。木气不及则虚衰无力生火，火无所生则火气自然平静。此时天气会有凉雨不时降下、风云并兴，这是因为凉是由金气所化生，风是由木气所化生，云和雨是由土湿之气所化生，且木运不及而兼土和金的化生。肝主筋，木运不及就会筋络收缩或弛缓。如果肝胆俱病就会发生惊骇或摇动，木气虚衰，金来克木，木被金伤就会经筋受病，如果又受风淫则可见四肢肿胀、关节活动不利，甚至导致疮疡的发生。金的清凉之气伤及肝木，则可见胁肋和少腹疼痛。木气虚衰不能生火，就会使脾土虚寒而导致肠鸣溏泄。

"敷和之纪"是木运平气之年，发生在乙巳年、乙亥年、丁巳年、丁亥年、己巳年、己亥年。乙年是金运不及之年，金运虚衰，无力克木，木气旺盛，这时又逢遇巳年、亥年是厥阴风木司天，上角的厥阴风木司天与旺盛的木气相合而成了正角木的平气之年。丁年是木运不及之年，这时逢遇巳年、亥年是厥阴风木司天，厥阴风木司天就是上角，木运不及但得到上角司天之气的救助，二气相合而成了正角木的平气之年。己年是土运不及之年，木克土，岁土不及就会使木气旺盛，故又称土运不及兼木化，这时又逢遇巳年、亥年是厥阴风木司天，旺盛的木气与司天的风木之气相合而成了正角木的平气之年。木主春，其气上升，木的平气的功能是发散，它的征兆是春天的气候温和。木的气化表现是风，它应在五脏是肝，肝主筋，故其精气所养的是筋。金克木，故肝木畏惧的是肺金。肝气最易发生的病是里急胀满的病症。

"赫曦之纪"是火运太过之年，都发生在六个戊年。凡是天干逢遇戊年的时候，都是火运太过之年。火运太过就会使阴气降于下从而内退，阳气升于上，显荣于外。火的气化是暑，炎暑发挥着它的蒸腾作用，这是因为阳是生发之本。火的运化是成长，使气上升，其职权是推动，特性是暑热蒸腾，变化是热的程度。它在人体的经脉是手少阴心经、手太阳小肠经、手厥阴心包经和手少阳三焦经。火热盛气在人体的变动是发生高热、烦扰不宁。火盛则身热，火盛水亏则骨痛，热流于周身则为浸淫，这就是"心脉太过，令人身热而肤痛"的意思。火热炎于上焦就会咽干、耳聋，心脉太过则心痛，可见胸中痛、胁下痛、胸背肩胛间痛、两臂内侧痛。火邪伤阴，寒热交争，壮火食气，则可见少气。火热迫血妄行，上溢则见口鼻出血，下泄则见二便带血。火克金，由于火胜克金，肺脏受伤，则可见喘咳逆气、肩背疼痛、耳聋咽干。如果肺脏受伤时间长久而虚损，则可见少气而不能顺畅呼吸，动则加重。因此，火运太过之年的气运是先伤于肺，后伤于心。

"伏明之纪"是火运不及之年，都发生在六个癸年。凡是天干年逢遇癸年的时候，都是火运不及之年。由于火运虚衰不及，火的升长之气得不到发扬，而水克火，水气就会趁机施布，则寒气大行，火运不及，无力克金，金就会无所畏惧，收敛之气就会自行发挥它的作用，这样会使火性更加郁结而无法伸出。火性急，故其作用是暴急。火性不足，心气受伤，心伤则可见心神散溃、昏乱糊涂、悲哀善忘。火不足则阴邪盛，阴盛则伤阳，因为背为阳脏，故可见胸中闷痛，以腰背相互牵引而痛。火气不足则心气虚衰，心气虚则胸腹胀大，严重时阴寒凝滞，阳气不能流行，则可见髋、髀、臀、股之间活动受限，伸屈不利。火生土，火衰土无所生，就会使脾土虚衰不足，脾虚运化无力，则可见腹满而食不下、肠鸣、泄泻、双足痿软、麻痹而不能随意走动。

"升明之纪"是火运平气之年，发生在戊辰年、戊戌年。戊年是火运太过之年，这时逢遇辰年、戌年是太阳寒水司天，太过的火运被司天的寒水之气所克制，二气相合而成了正徵火的平气之年。火的平气征兆是暑热但不炎烈，火的气化表现是热，它对应的五脏是心，心火畏惧寒水。心主血，故其精气所养育的是血液，火性主动，发病症状是肌肉跳动，身体筋脉拘急、抽搐。

"敦阜文纪"是土运太过之年，都发生在六个甲年。凡是天干年逢遇甲年的时候，都是土运太过之年。土运太过，湿气就会横行，燥气就会退避。它在人体的变动上是湿濡的蓄积。它在人体关联的经脉是足太阴脾经和足阳明胃经，所关联的五脏是脾脏。土的本性是胜水而畏木，土盛则水衰，水气潜伏致使土气亢盛，土盛克水就会使肾脏受邪，土邪伤肾则可见身体沉重、四肢厥冷，肾气虚衰则可见大腹、小腹疼痛。土邪有余，自伤脾经而病，湿濡积聚壅滞，则可见腹满、四肢不举、肌肉痿软、脚下疼痛。土湿太过自伤，脾气虚则可见腹满、肠鸣、食物不能消化而飧泄。因此，土运太过之年的气运是先伤于肾，后伤于脾。

"卑坚文纪"是土运不及之年，都发生在六个己年。凡是天干年逢遇己年的时候，都是土运不及之年。土运不足，土的气化不能起主导的作用，木克土，木气就会亢盛张扬，火土没有相犯，则火的气化可以如常。土气虚衰，不能生金，则金的气化平和，收敛之气也是平定的。土克水，土气虚衰，无力克水，寒水无所畏惧就会使风寒之气并起。火土衰弱，则可见中焦寒冷而生飧泄等病症。本克土，脾弱肝强，则可见身体沉重、腹部疼痛、全身肌肉筋骨酸痛等病症。土衰木亢，金气就会来报复，清金克伤肝胆二经，则可见胸胁胀痛暴痛、痞塞不通、下引少腹疼痛。土性主湿，土衰无力克水，脾肾同病就会使水湿壅盛凝滞。土虚脾脏自病，则可见肌肉易发疮疡、遗烂和痈肿。

"备化之纪"是土运平气之年，发生在丁丑年、丁未年、己丑年、己未年、辛丑年、辛未年。丁年是木运不及之年，木运虚衰无力克土，土气就会旺盛，这时逢遇丑年和未年是太阴湿土司天，二气相合就成了正宫土的平气。己年是土运不及之年，这时逢遇丑年未年是太阴湿土司天，不及的土运得到了司天的湿土之气的救助，二气相合就成了正宫土的平气之年。辛年是水运不及之年，土克水，水气虚衰则土气胜出，这时又逢遇丑年未年是太阴湿土司天，胜出的土气与司天的湿土之气二气相合，就成了正宫土的平气之年。土运平气的征兆是湿热，但湿热不会蒸腾猛烈。土的气化表现是湿，它相对应的五脏是脾。平气之年脾湿之症不会严重迅猛。脾主肉，故脾土精气所养的是肌肉，脾土畏惧的是肝木。脾土的平气为病，大多是痞满不通的症状。

"坚成之纪"是金运太过之年，都发生在六个庚年。凡是天干年逢遇庚年的时候，都是金运太过之年。金运太过就会天气洁净，地气明朗，阳气也会随之而来，阴气也显得舒达而有条理。金的气化是燥，它在人体的变动是折伤、肤疮。它在人体的经脉是手太阴肺经和手阳明大肠经。它对应的五脏是肺。金盛克木，肺胜肝，则会致使肝脏受邪，出现两胁下疼痛并且牵引至少腹。如果伤及肝胆经所循行的部位，则可见目赤目痛、两胁胀痛。金气太过，肃杀之气过甚，伤及肝经，肝虚则可见目眈眈无所见、耳无所闻。金胜木衰，肝脉不及，则可见胸痛牵引到背部、两侧胁肋胀满疼痛而不能反侧。金邪有余则自伤，肺经受伤而病可见气喘有声、呼吸困难而不得卧，甚至牵扯至肩背疼痛。如果因为金病而导致金不能生水，还可见髋、臀、股、膝、胻及足部疼痛。因此，金运太过之年的气运是先伤于肝，后伤于肺。

"从革之纪"是金运不及之年，都发是在六个乙年。凡是天干年逢遇乙年的时候，都是金运不及之年。金运不及虚衰，金所主的收敛之气就会减弱。金弱无力克木，金的收敛之气后至，木的生发之气就会散布张扬而旺盛。金运不及而火来克金，炎火之气大行，火的气化作用是升扬、燥急，金受火邪所伤，金应于肺，肺主气，则可见咳喘失音、气逆胸闷、鼻塞流涕、肩背闷痛。金气虚衰而火热气盛，水气就会报复火气，金的清凉和水的寒凉相合而胜出在下焦，就会造成阴寒厥冷而格阳，虚阳之火是无根之火，火性上行，则可见头痛、头顶发热、口疮、心痛等病症。

"审平之纪"是金运平气之年，发生在乙卯年、乙酉年、丁卯年、丁酉年、庚子年、庚午年、庚寅年、庚申年、癸卯年、癸酉年。乙年是金运不及之年，但是逢遇卯年酉年是阳明燥金司天，不及的金运得到了司天的燥金之气资助，二气相合而成了正商金的平气之年。丁年是本运不及之年，金克木，木运不及则使金气旺盛兼金化，这时又逢遇卯年酉年是阳明燥金司天，金气得到了司天的燥金之气的资助而成了金的平气之年。庚年是金运太过之年，但是逢遇子年、午年是少阴君火司天，逢遇寅年、申年是少阳相火司天。太过的金运被司天的君火相火所克制，而成了金的平气之年。癸年是火运不及之年，本来火克金，但现在火运虚衰不及无力克金，从而使金无所畏惧，而卯年、酉年又是阳明燥金司天，胜出的金气得到了司天的燥金之气的资助而成了正商金的平气之年。金的平气表现是清肃而燥，但又不会过于清凉。它的征兆是清凉但不急切。它相对应的五脏是肺，肺主皮毛，故其精气所养的是皮毛。肺畏惧的是心火，易发生的病症是咳嗽。

"流衍之纪"是水运太过之年，都发生在六个丙年。凡是天干年逢遇丙年的时候，都是水运太过之年。水运太过则阴气大盛，天气可见天寒地冻、万物凝结。它的表现是水湿流注。它在人体的变动是痛泄、呕吐、涎沫。它在人体的经脉是足少阴肾经和足太阳膀胱经。它对应的五脏是肾。水克火，水盛克伤心火，心脏受邪则可见身热、心中烦躁、悸动不安、疼痛。水运亢盛，水邪有余就会自伤，可见腹部胀大、小腿肿胀、喘咳、身体沉重、夜晚睡眠时汗出恶风。如果水气太过，反侮脾土，脾土虚衰则可见腹满肠鸣、饮食不能消化、飧泄。因此，水运太过的气运是先伤在心，后伤在肾。

"涸流之纪"是水运不及之年，都发生在六个辛年。凡是天干年逢遇辛年的时候，都是水运不及之年。水本来克火，水运虚衰不及无力克火，火无所畏惧，火的气化反而得以畅行，水不能行使封藏的功能，而土克水，土的气化就会旺盛，土气胜出就会使土气窒塞，土邪留滞，故它的变化是症结不动。土盛侮水，水伤阴虚则可见津液枯竭的症状；土盛伤肾，则见到腹满、浮肿。水运不及，土湿太过，伤及肾阴，则可见腰股疼痛，腘、腨、股、膝疼痛不便，足部痿软，清凉厥冷，脚下疼痛等症状。

"静顺之纪"是水运平气之年，发生在辛亥年。辛年是水运不及之年，辛为阴水，亥在北方属水，不及的辛水得到了北方亥水的资助而成了正羽水的平气之年。水气平就会纳藏万物而不会对它们有所伤害，水的气化是寒冷，它的征兆就像冬天一样寒静。它对应人的五脏是肾。肾水所养的精气是骨髓。肾所畏惧的是脾土，易发生的病是厥逆。

附：1.《医宗金鉴·运气心法要诀·五运气令微甚歌》

五运气令微甚歌

运识寒热温凉正，气审加临过及平。

六气大来皆邪化，五运失和灾病生。

微甚非时卒然至，看与何时气化并，

更与年虚月空遇，重感于邪证不轻。

【注】运，五运也，主四时，在天则有寒热温凉之正令，在地则有生长收藏之正化。气，六气也，主六步，在主则有风、热、火、湿、燥、寒一定之常候，在客则有六气加临太过、不及、平和之异应也。凡五运六气之来，应时而至，无微甚而和者，皆为平气也。即应时而至，或六气大来，或五运微甚，或至非其时，或卒然而至，皆邪化失和不平之气，主害物病患也。但看与何时之气化与病同并，则当消息其宜而主治也。若犯之而病者，更与不及之年，廓空之月，重感于邪，则其证必重而不轻也。

2.《医宗金鉴·运气心法要诀·五运平气太过不及歌》

五运平气太过不及歌

木曰敷和火升明，土曰备化金审平，

水曰静顺皆平运，太过木运曰发生，

火曰赫曦土敦阜，水曰流衍金坚成；

不及委和伏明共，卑监从革涸流名。

【注】太过被抑，不及得助，皆曰平运。木名敷和，敷布和气生万物也。

火名升明，阳性上升，其德明也。土名备化，土母万物，无不化也。金名审平，金审而平，无妄刑也。水名静顺，体静性顺，喜安澜也。甲、丙、戊、庚、壬阳年，皆曰太过之运，木名发生，木气有余，发生盛也；火名赫曦，炎暑施化，阳光盛也；土名敦阜，敦浓高阜，土尤盛也；金名坚成，坚则成物，金有余也；水名流衍，水气太过，流漫衍也。乙、丁、己、辛、癸阴年，皆曰不及之运，木名委和，和气委弱，发生少也；火名伏明，火德不彰，光明伏也；土名卑监，土气不及，化卑监也；金名从革，金气不及，从火革也；水名涸流，水气不及，涸其流也。

3.《医宗金鉴·运气心法要诀·运气所至先后歌》

运气所至先后时歌

应时而至气和平，正化承天不妄行，
太过气淫先时至，侮刑我者乘我刑。
不及气迫后时至，所胜妄行刑所生，
所生被刑受其病，我所不胜亦来乘。

【注】应时而至，谓交五运六气之日、之时，正当其日、其时而气即至，则为正化平气，承天之令，不妄行也。如时未至而气先至，来气有余则为太过，名曰气淫，即邪化也。刑我，谓克我者也；我刑，谓我克者也。假如木气有余，克我之金不能制我，金反受木之侮，则木盛而土受克也必矣。其年若见肝病为正邪，见肺病为微邪，见脾病则为贼邪也，余时法此。若时已至而气未至，来气不足，则为不及，名曰气迫，亦邪化也。所胜谓我所胜，即我克者也。所生，我所生者也。所不胜，谓我所不胜，即克我者也。假如木气不及，我克之土，无畏妄行，则生我之水必受病也；木衰，金乘其衰亦来刑木为病也。其年若肾病为实邪，见心病为虚邪，见肺病则贼邪也。余时法此，推此可知二经三经兼病之理矣。

五、主运、中运、客运的推运

在五运的运行中，每一个运有主运、中运、客运的不同，同时一个运又有太、少的不同。主运主一年五季的变化，年年相同；客运以中运作为初运，年年不同；中运依据当值年干的太、少来确定自己这一运的太过或不及。主运和客运也会按照中运的太、少来进行五步推运。

（一）主运

　　主运是指一年五季春、夏、长夏、秋、冬的气候运行变化规律，用以推算每年五个季节正常的气象变化。它是年年如此、永远不变的，就像主人一样久居不动，因而称为主运。那么怎样才能运用五运的理论来了解主运的关系呢？《素问·六元正纪大论》中说："先立其年以明其气，金木水火土运行之数，寒暑燥湿风火临御之化，则天道可见，民气可调，阴阳卷舒，近而无惑。"这就是说，在运用五运时，必须先确立主岁之年的干支，主岁之年的天干确定以后，主岁之气也就清楚了。主岁之年的金木水火土五行运行的常规之数明确了，则寒暑燥湿风火的主从变化关系也就知道了。这样就可以了解自然界的规律，调和人体的气机，明白阴阳胜负的道理了。

　　五运变化是有常数可寻的，而五运之气不只是主一年五季，而是在不停运化着生化的功能。天干的五运起自甲己宫土，为什么主运一定要起自角木呢？这是因为主运是用以推算每年五个季节的正常气象变化的，而每年的初运就一定会是春木角运。主运的推算是以大寒日起，按五季的顺序每运各占七十三天多，并且以五行相生的规律推演下来的（见图9）。每年的主运都是起于角而依次向下寻其所生者，初运为木，来主春的时令，为角运。木生火，火是木之子，二运为火，主夏的时令，为徵运。火生土，土是火之子，三运为土，主长夏的时令，为宫。土生金，金是土之子，四运为金，主秋的时令，为商运。金生水，水是金之子，终运为水，主冬的时令，为羽运。主运的初运角木运不论太少都是起自大寒日，二运徵火运不论太少都是自春分后第十三日，三运宫土运不论太少都是自芒种后第十日，四运商金运不论太少都是起自处暑后七日，终运羽水运不论太少都是起自立冬后四日。因此，这五个运季的气候常规为初运春木多风，二运夏火多热，三运长夏土多湿，四运秋金多燥，终运冬水多寒。这样的推演顺序年年如此，永远不会改变，只是

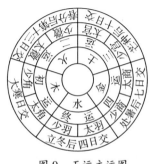

图解：
内环：五行
二环：五运
三环：五运各自的太、少
四环：五运交接节气时日

图9　五运主运图

根据主运阴阳太少的不同而有所区别，而五运的排列顺序是永远不变的。主运之气一定是开始于角而终结于羽，它们每运的交司时刻，也同样是永不改变的。

在一年的五个季节中，春木角、夏火徵、长夏土宫、秋金商、冬水羽的次序是不变的，但是需要辨别的是它是属于阳年还是阴年，是太还是少。这就要从中运年干本身来推算本年五个季节所分主五运阴阳太少的衍生步骤，即以主岁年干的本身一直推演到初运木角，这就叫作推运。下面把天干十年的主运按照顺序进行推演。

甲年为阳土，运属太宫。我们由此向前寻其母，并以太少相生的规律推演至角运。生太宫的是少徵，生少徵的是太角，由此甲年主运的初运便是起于太角。初运太角生二运少微，二运少徵生三运太宫（这是甲年的本运），三运太宫生四运少商，四运少商生五运太羽并终结于太羽。

己年为阴土，运属少宫。我们由此向前寻其母，并以太少相生的规律推演至角运。生少宫的是太徵，生太徵的是少角，由此己年主运的初运便是起于少角。初运少角生二运太徵，二运太徵生三运少宫（这是己年的本运），三运少宫生四运太商，四运太商生五运少羽并终结于少羽。

乙年为阴金，运属少商。我们由此向前寻其母，并以太少相生的规律推演至角运。生少商的是太宫，生太宫的是少徵，生少徵的是太角，由此乙年主运的初运便是起于太角，初运太角生二运少微，二运少徵生三运太宫，三运太宫生四运少商（这是乙年的本运），四运少商生五运太羽并终结于太羽。

庚年为阳金，运属太商。我们由此前寻其母，并以太少相生的规律推演至角运。生太商的是少宫，生少宫的是太徵，生太徵的是少角，由此庚年主运的初运便是起于少角。初运少角生二运太徵，二运太徵生三运少宫，三运少宫生四运太商（这是庚年的本运），四运太商生五运少羽并终结于少羽。

丙年为阳水，运属太羽。我们由此向前寻其母，并以太少相生的规律推演至角运。生太羽的是少商，生少商的是太宫，生太宫的是少徵，生少徵的是太角，由此丙年主运的初运便是起于太角。初运太角生二运少徵，二运少徵生三运太宫，三运太宫生四运少商，四运少商生五运太羽（这是丙年的本运）并终结于太羽。

辛年为阴水，运属少羽。我们由此向前寻其母，并以太少相生的规律推演至角运。生少羽的是太商，生太商的是少宫，生少宫的是太徵，生太徵的是少角，由此辛年的初运便是起于少角。初运少角生二运太徵，二运太徵生三运少宫，三运少宫生四运太商，四运太商生五运少羽（这是辛年的本运）并终结于少羽。

丁年为阴木，运属少角。角本身就是初运，初运少角（这是丁年的本运）生二运太徵，二运太徵生三运少宫，三运少宫生四运太商，四运太商生五运少羽并终结于少羽。

壬年为阳木，运属太角，角本身就是初运，初运太角（这是壬年的本运）生二运少徵，二运少徵生三运太宫，三运太宫生四运少商，四运少商生五运太羽并终结于太羽。

戊年为阳火，运属太徵，由此向前寻其母，并以太少相生的规律推演至角运。生太徵的是少角，由此戊年主运的初运便是起于少角。初运的少角生二运太徵（这是戊年的本运），二运太徵生三运少宫，三运少宫生四运太商，四运太商生五运少羽并终结于少羽。

癸年为阴火，运属少徵。我们由此向前寻其母，并以太少相生的规律推演至角运。生少徵的是太角，由此癸年主运的初运便是起于太角。初运太角生二运少徵（这是癸年的本运），二运少徵生三运太宫，三运太宫生四运少商，四运少商生五运太羽并终结于太羽。

这样前后逐步推演，我们就可以知道本年的初运是太角还是少角，同时也清楚了本运究竟位于哪一运以及它的太少。但是主运起于角而终于羽的这个规律是永远不能改变的。

由于丁年、壬年这两年的主运、客运都是角运，只是阴阳太少不同，为了方便、快捷、准确推算出本年主运的初运是太角还是少角，我们把太角壬分统的五运和少角丁分统的五运与公元年尾数相合之后分别排列出来（见表2）。

表2　太角壬、少角丁分统的五运与公元年尾数对应关系

天干年	壬	癸	甲	乙	丙	丁	戊	己	庚	辛
公元年尾数	2	3	4	5	6	7	8	9	0	1
说明	在这五年中是太角壬统五运，主运的初运都是起于太角					在这五年中是少角丁统五运，主运的初运都是起于少角				

这样我们就可以清楚地判断本年的初运是起自于太角还是少角，同时以初运的太少用太少相生的顺序快速准确推演到终运羽。

附：《医宗金鉴·运气心法要诀·主运歌》

主运歌

五运五行御五位，五气相生顺令行。

此是常今年不易，然有相得或逆从。

运有太过不及理，人有虚实寒热情。

天时不和万物病，民病合人脏腑生。

【注】主运者，主营运四时之常令也。五行者，木、火、土、金、水也。五位者，东、南、中、西、北也。五气者，风、暑、湿、燥、寒也。木御东方风气，顺布春令，是初之运也。火御南方暑气，顺布夏令，是二之运也。土御中央四维湿气，顺布长夏之令，是三之运也。金御西方燥气，顺布秋令，是四之运也。水御北方寒气，顺布冬令，是五之运也。此是天以五为制，分五方主之，五运五气相生，四时常令，年年相仍而不易也。然其中之气化，有相得或不相得，或从天气，或逆天气，或从天气而逆地气，或逆天气而从地气。故运有太过不及、四时不和之理，人有脏腑经络、虚实寒热不同之情，始召外邪令化而生病也。天时不和，万物皆病，而为民病者，亦必因其人脏腑不和而生也。

（二）中运

中运是主管一年的大运。因为天气在上，地气在下，而运气位居于天地之中，所以称为中运。中运是以十个天干中每个主岁的运来推定的，它通纪一年，即通主一年的岁气。《素问·六元正纪大论》中说："天气不足，地气随之，地气不足，天气从之，运居其中而常先也。"天气是司天之气，地气是在泉之气，运就是主岁的中运。由于中运位于天地之中，所以在气交时分，如果天气欲降，则居中的运一定会先它而降；如果地气欲升，则居中的运一定会先它而升。中运居于中位而通主的是这一年岁气的变化，故又把主管一年岁统的运称为大运。

中运的推演从哪里开始呢？《素问·五运行大论》中说："五气主岁，首甲定论。"中运的气运是从天干甲土运开始算起的。推演中运值年就是要看每年的天干年号。《素问·天元纪大论》中说："甲己之岁，土运统之；乙庚之岁，金运统之；丙辛之岁，水运统之；丁壬之岁，木运统之；戊癸之岁，火运统之。"也就是说，凡是逢遇甲年、己年都属土运，逢遇乙年、庚年都属金运，逢遇丙年、辛年都属水运，逢遇丁年、壬年都属木运，逢遇戊年、癸年都属火运。以这种方法推演，五年就会是一个循环。在这五年之中，每一个运都会当值一年，而"天以六为节""周天者六"。这就是说，天道运行一周的节律是六年，如果每一个运当值的五年与天道运行一周的六年相合，就是三十年。而每一年有二十四个节气，故五运轮转六轮的这三十年一共有七百二十个节气。我们把这三十年称为一纪，如果再加上后三十年，这时每个运一共会当值十二年，则这六十年一周的轮转称为一个甲子。

为了方便记忆，我们把这天干的五运列成如下的歌诀：甲己化土乙庚金，丙辛水运木丁壬，戊癸化火为大运，五音太少阴阳分。

那么十个天干中主管一年的中运是怎样排列的呢？中运的确属看花甲纪年，根据花甲纪年的天干岁运来确定太少，不用推运演算。

甲年为阳土，运属太宫，故甲年的中运就是太宫。己年为阴土，运属少宫，故己年的中运就是少宫。乙年为阴金，运属少商，故乙年的中运就是少商。庚年为阳金，运属太商，故庚年的中运就是太商。丙年为阳水，运属太羽，故丙年的中运就是太羽。辛年为阴水，运属少羽，故辛年的中运就是少羽。丁年为阴木，运属少角，故丁年的中运就是少角。壬年为阳木，运属太角，故壬年的中运就是太角。戊年为阳火，运属太徵，故戊年的中运就是太徵。癸年为阴火，运属少徵，故癸年的中运就是少徵。由此可见，中运就是天干年号的太少所属，不用推演。

中运当值年干的太（太过）、少（不及），代表了每年不同的气运变化。年运的太过和不及是根据天干的阴阳属性来区别的，它是以五行配五音所建的五运来说明和推测气候的偏盛偏衰的。如果逢遇甲年，甲为阳土太宫，属于土运太过，土主湿，则这一年的湿气就会重。如果逢遇己年，己为阴土少宫，属于土运不及虚衰，木克土，土运不及木气就会克制土气，木主风，则这一年的风气就会偏重。如果逢遇乙年，乙为阴金少商，属于金气不及虚衰，火克金，金运不及火气就会克制金气，火主热，则这一年的热气就会偏重。如果逢遇庚年，庚为阳金太商，属于金运太过，金主燥，则这一年的燥气就会偏重。如果逢遇丙年，丙为阳水太羽，属于水运太过，水主寒，则这一年的寒气就会偏重。如果逢遇辛年，辛为阴水少羽，属于水运不及虚衰，土克水，水运不及土气就会克制水气，土主湿，则这一年的湿气就会偏重。如果逢遇丁年，丁为阴木少角，属于木运不及虚衰，金克木，本运不及金气就会克制木气，金主燥，则这一年的燥气就会偏重。如果逢遇壬年，壬为阳木太角，属于木运太过，木主风，则这一年的风气就会偏重。如果逢遇戊年，戊为阳火太徵，属于火运太过，火主热，则这一年的热气就会偏重。如果逢遇癸年，癸为阴火少徵，属于火运不及虚衰，水克火，火运不及水气就会克制火气，水主寒，则这一年的寒气就会偏重。如此类推就可以用中运推演出这六十年（一个甲子）中大概的气象变化，从而为诊断和治疗疾病提供了一个天气对疾病造成影响的依据，有助于临床上确定治疗原则和用药偏重方面。

（三）客运

客运是指一年之内的异常气候变化。它和主运年年相同的五季正常气候状况不同，只管自己本运一年内的气候变化。它年年不同，每年都会有变化，因为它随着中运的不同而做出的推运改变是年年变换的，这就好像是客人往来不同、时时变换一样，故称为客运。

客运的推算是按照中运的当值年干来推演的，也是按照一年五个气运季节的变化来进行五步推演的。这一年的五步，每一步占时七十三日零五刻。客运把每年当值主岁的中运作为初运，并且同样遵循着五行相生、太少相生的顺序来分步推演。相对于年年不变的主运来说，客运每年都在改变着自己的初运，就这样一年一周，循环往复地不停运转。那么这十年一轮的客运是怎样排列的呢？下面我们将这天干十年的客运分别进行排列推演（见图10）。

甲年为阳土，运属太宫。甲年的中运是太宫土运，故初运就起自太宫。初运的太宫生二运的少商，二运的少商生三运的太羽，三运的太羽生四运的少角，四运的少角生五运的太徵而终结于太徵。

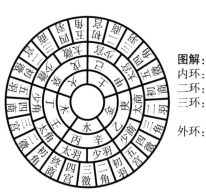

图解：
内环：五行
二环：十个天干
三环：十天干各自所属太少
外环：客运各自的初运到终运

图 10 五运客运图

己年为阴土，运属少宫。己年的中运是少宫土运，故初运就起自少宫。初运的少宫生二运的太商，二运的太商生三运的少羽，三运的少羽生四运的太角，四运的太角生五运的少徵而终结于少徵。

乙年为阴金，运属少商。乙年的中运是少商金运，故初运就起自少商。初运的少商生二运的太羽，二运的太羽生三运的少角，三运的少角生四运的太徵，四运的太徵生五运的少宫而终结于少宫。

庚年为阳金，运属太商。庚年的中运是太商金运，故初运就起自太商。初运的太商生二运的少羽，二运的少羽生三运的太角，三运的太角生四运的少徵，四运的少徵生五运的太宫而终结于太宫。

丙年为阳水，运属太羽。丙年的中运是太羽水运，故初运就起自太羽。初运的太羽生二运的少角，二运的少角生三运的太徵，三运的太徵生四运的少宫，四运的少宫生五运的太商而终结于太商。

辛年为阴水，运属少羽。辛年的中运是少羽水运，故初运就起自少羽。初运的少羽生二运的太角，二运的太角生三运的少徵，三运的少徵生四运的太宫，四运的太宫生五运的少商而终结于少商。

丁年为阴水，运属少角。丁年的中运是少角木运，故初运就起自少角。初运的少角生二运的太徵，二运的太徵生三运的少宫，三运的少宫生四运的太商，四运的太商生五运的少羽而终结于少羽。

壬年为阳木，运属太角。壬年的中运是太角木运，故初运就起自太角。初运的太角生二运的少徵，二运的少徵生三运的太宫，三运的太宫生四运的少商，四运的少商生五运的太羽而终结于太羽。

戊年为阳火，运属太徵。戊年的中运是太徵火运，故初运就起自太徵。初运的太徵生二运的少宫，二运的少宫生三运的太商，三运的太商生四运的少羽，四运的少羽生五运的太角而终结于太角。

癸年为阴火，运属少徵。癸年的中运是少徵火运，故初运就起自少徵。初运的少徵生二运的太宫，二运的太宫生三运的少商，三运的少商生四运的太羽，四运的太羽生五运的少角而终结于少角。

客运的初运是以年干的中运作为自己的初运，然后再以五行相生、太少相生的次序来推演的。但是为了表示每年的运气顺序是以五季为主的主运所主导的，《素问·六元正纪大论》中所排列五运的顺序是以所属年干的客运排列顺序来排列的，并在角的运处都注以"初"，在羽的运处注以

"终"，用来表示每年的主运都是起于角而终于羽。注意这里角的太少是按照客运初运的太少顺序推演的，而不是主运的太少。主运角的太少是以中运（客运的初运）的太少向前推寻其所生的母运直到徵运，然后从徵运再推演到角运。推行的时候如果徵属太，则生太徵的就是少角。如果徵属少，则生少徵的就是太角，一定不要混淆。

　　主运和客运的相同之处是都以十天干的阴阳年干互为起点，并以五行相生、太少相生的顺序来做五步推移演算的。不同的是，主运每年都是起自于春木角而终结冬水羽，这个按照五季的推移步骤是永远不变的，而客运则是以本年的中运作为初运，以中运的太少作为起始，再按照五行相生、太少相生的规律顺序推演，这样在十年之内年年不同，十年一轮转，周而复始。

　　为什么会有这样的变化和不同呢？这是因为五运所论述的是天地的气候。五运中有大运，也就是中运来主一年之运，并且以主运和客运来行使天令。五运分主五个气候时令并且按照五季的顺序相生而终其一年。这是运气的生化之理，是一定要这样运行的。

　　附：《医宗金鉴·运气心法要诀·客运歌》

客运歌

五天苍丹黅玄素，天气天干合化临，
甲己化土丙辛水，丁壬化木乙庚金，
戊癸化火五客运，起以中运相生轮。
阴少乙丁己辛癸，阳太甲丙戊庚壬。

【注】五天者，苍天，天之色青者也；丹天，天之色赤者也；黅天，天之色黄者也；玄天，天之色黑者也；素天，天之色白者也。天气者，苍天之气，木也；丹天之气，火也；黅天之气，土也；玄天之气，水也；素天之气，金也。天干者，甲、乙、丙、丁、戊、己、庚、辛、壬、癸也。古圣仰观五天五气，苍天木气下临丁壬之方，故识丁壬合化而生木运也；丹天火气下临戊癸之方，故识戊癸合化而生火运也；黅天土气下临甲己之方，故识甲己合化而生土运也；玄天水气下临丙辛之方，故识丙辛合化而生水运也；素天金气下临乙庚之方，故识乙庚合化而生金运也，此天气天干合化，加临主运五位之客运也。起以所化，统主本年中运为初运，五行相生，以次轮取。如甲己之年，土运统之，起初运。

土生金为二运，金生水为三运，水生木为四运，木生火为五运。余四运皆仿土运起之。乙、丁、己、辛、癸属阴干，为五阴年，主五少不及之运。甲、丙、戊、庚、壬属阳干，为五阳年，主五太太过之运也。

六、十二支、六气

什么是十二支？十二支就是地支，地支"犹如木之枝，弱而为阴"，意思是说地支就像树木的枝杈，柔弱而属于阴。"子丑以名月，谓之支"，古人的历法是以太阴纪月的方法为准则的。他们认为一年的春、夏、秋、冬四时都是包括在十二地支中的，《尔雅·释天》中说："岁阴者。子、丑、寅、卯、辰、巳、午、未、申、酉、戌、亥十二支也。"因为这十二支主月又主时，所以又把十二支称为十二辰。

什么是十二辰？因为一年四时的气候变化都是归统在十二辰中，所以十二辰就是斗纲所指之处。斗纲是指北斗七星。天的本元之气本来是没有办法观察的，但是通过观察北斗这组星辰可以知道十二辰的属性。北斗一共有七颗星，其中第一颗星叫魁星，第五颗星叫衡星，第七颗星叫杓星，这三颗星被称为斗纲，其所指的地方就是节气所在之处。它在正月指向寅，在二月指向卯，在三月指向辰，在四月指向巳，在五月指向午，在六月指向未，在七月指向申，在八月指向酉，在九月指向戌，在十月指向亥，在十一月指向子，在十二月指向丑，称为月建。如正月建寅，是指在黄昏时杓星指向寅，在夜半时衡星指向寅，在清晨平旦时魁星指向寅。十二个月的月建也都是如此，因此斗纲所指之处就是十二辰的月建之时（见图11）。

十二支的顺序是怎样排列的？十二支的顺序是按照阴阳由微弱到旺盛，又由旺盛到衰微的反复变化来推

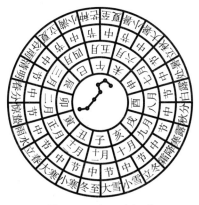

图解：
中心：北斗七星
内环：十二地支
二环：一年的十二个月
三环：节在每月的月初，中在每月的月中，间隙为三候十五天
外环：二十四个节气

图11　二十四斗纲图

演排列的。十二支起于子，因为子是初阳，也就是微阳之气的起始的时候。它终结于亥，因为亥阴气最旺盛，但是初阳之气又已经藏伏于下。《汉书·律历志》和《史记·律书》中解释十二支顺序的认识如下。

"孳萌于子"，万物在子的时候就会得到初萌的阳气的滋养。"言万物滋于下也"，这就是说十一月冬至日，这时的月建是子。子的时候一阳复苏，生命虽然潜藏在地下，但是在阳气的滋助下万物已经有了滋生的功能，所以建之于子。

"纽牙于丑"，万物在丑的时候在地下开始扭动萌芽。"言阳气在上未降，万物厄纽，未敢出也"，这就是说十二月的月建是丑。丑的时候阴气已经到了尽头，阳气新生，在阳气的鼓动下新的生命已经准备解脱阴纽而出土。但是因为阳气还未充足，萌芽未能冲出地面，故建之于丑。

"引达于寅"，万物在寅的时候开始慢慢生长。"言万物始生螾然也"，这就是说正月的月建是寅，寅是孟春，这时阳气备足，三阳开泰。由于阳气的充盈，生命的功能已经螾然活泼，万物初生时的征象螾然旁曲，故建之于寅。

"冒茆于卯"，万物在卯的时候开始冒出地面并且生长茂盛。"卯者，言茂也""言万物茂也"，这就是说二月的月建是卯。卯是仲春，这时阳气开始旺盛，万物生长渐渐茂盛，故建之于卯。

"振美于辰"，万物在辰的时候努力生长并且越发茂盛美丽。"言万物之蜄也"，这就是说三月的月建是辰。辰是季春，这时春阳振奋，万物都在努力蠕动生长，各种生物生长越发茂盛美丽，故建之于辰。

"巳盛于巳"，万物在巳的时候已经强盛起来了。"言阳气已尽也"，这就是说四月的月建是巳，巳的时候阳气更加旺盛壮大，已经达到了阳气的顶点，故建之于巳。

"咢布于午"，万物在午的时候已经到了极盛的时候，这时树木全都都会布满了枝叶。"阴阳交，故曰午"，这就是说五月的月建是午。午的时候是阴阳相交的时候，这时阳气盛极但是阴气已经始生，万物的生长会更加的旺盛，花朵繁茂，枝叶茂盛，萼繁叶布。所以建之于午。

"昧薆于未"，万物在未的时候开始有了滋味。"言万物皆成，有滋味也"，这就是说六月的月建是未。未的时候果实都已经长大长成，万物皆成，果实成熟并且有了滋味，故建之于未。

"申坚于申"，万物在申的时候已经形状完备，并且各自都在保持着自己的形态。"言阴用事，申贼万物"，这就是说七月的月建是申。申的时候秋天凉气已经初至来到，阴气主事，贼害万物，万物已经成熟并可以开始收获，故建之于申。

"留孰于酉"，万物在酉的时候就可以收获已经的成熟的果实了。"万物之老也，故曰酉"，这就是说八月的月建是酉。这时阳气开始衰退而阴气开始旺盛，万物已经成熟并且开始衰老，所以建之于酉。

"毕入于戌"，万物在戌的时候就能全部收获了。地面之上的万物都会消失而灭除，而种子又会归于土中。"戌者，言万物尽灭"，这就是说九月的月建是戌。这个时候是季秋，所有的生物都被收获并且储藏，故建之于戌。

"该阂于亥"，万物在亥的时候就能全部收藏起来并且变成种子。"亥者，言阳气藏于下"，这就是说十月的月建是亥。这个时候阴气渐渐旺盛于外，阳气则潜藏于下，阴气旺盛于外并且阻隔着阳气在下无法发出功能，阴气伏藏在阳气的上面而成了阳气出现的隔阂，故建之于亥。

按照这样排列十二支的次递，其意义是在说明事物的发展和阴阳变化之间的关系，而这些变化都是从微小达到旺盛，再由旺盛达到衰弱的演变进展过程，这个过程既是阴阳变化的过程，也是天地日月的变化过程，这是自然界的正常规律，也是我们必须要遵循的规律。

但是十二支在建月以后也就是月建确立后的排列顺序又不一样了。它并不是起于子而终于亥了，而是起于寅而终于丑。因为古人是以农耕纪月的历法来分属一年的四个季节，他们认为冬至前四十五日属于去年，冬至后四十五日属于今年，虽然一阳初生的冬至日的月建在子，但是这个时候阳气仍然潜伏在地下而未见发动之功，故把它归于去年，而当月建转至寅，这时阳气充盈，三阳具备，于是万物开始萌生，故把它归于今年的开始。因此，阳气虽然开始初生在子，但是春天却是发起在寅，并且由此确立了四季，即寅、卯、辰三个月为春季，巳、午、未三个月为夏季，申、酉、戌三个月为秋季，亥、子、丑三个月为冬季。如果推演十二支的顺序以子作为开始，则用来说明阳气由微而盛、由盛而衰的变化过程；如果由月建寅开始，则用来说明一年四季的变化过程，也就是阳气已具备，万物开始生长、壮大，再到成熟、衰老、储藏，直至成为种子入土，准备再次生长的过程。

月建与一年四季的关系是怎样的？我们把一年分为春、夏、秋、冬四时，把每一时分为三个月，那么每一个月就是一个月建，而这一时的三个月又分成孟、仲、季三个顺序，孟是这个季节的第一个月，仲是这个季节的第二个月，季是这个季节的第三个月。这也就是说，在春季的三个月中，有孟春、仲春、季春三个月，而其他的夏季、秋季、冬季也是这样来区分的。这样我们就可以根据这种方法用十二支月建来纪月，用三个月来纪时，用四个时来纪岁，并以此来完成纪日成月、纪月成时、纪时成岁这个轮环不息的历律程序。

十二支虽然有纪月、定岁、分立四时的作用，但是不管是月、四时还是岁，都离不开阴阳五行生生化化的道理。《素问·六节藏象论》中说："天为阳，地为阴；日为阳，月为阴；行有分纪，周有道理……五日谓之候，三候谓之气，六气谓之时，四时谓之岁，而各从其主治焉。五运相袭，而皆治之，终期之日，周而复始；时立气布，如环无端，候亦同法。"古人认为天包裹在大地的外面，而大地位于天之中。天道运转，在不停地动，而大地是静止不动的。因为阳主动，所以天为阳；因为阴主静，所以地为阴。因为太阳炎热是火之精，所以日为阳；因为月亮阴寒是水之精，所以月为阴。日月在循天运行时都有一定的位置，万物的生化循环因受其影响也是有一定规律的，日月的环周运行是有一定轨道的。而天包地外，周旋运转无端，因此我们把它称为混天。天地之道，是以子午为经、卯酉为纬的。

一年的气运开始于冬至日的子，因为这是阳气初生的时候，而转变在夏至日的午，因为这是明阳相交、阴气初生的时候。我们把五天称为一候，这里所说的"候"是气候。因为天地之气都归属于五行，所以太阳在天上循环五次就是五日。而每天有十二个时辰，五天就是六十个时辰，这就如同是甲子的一周。当这五日完结了，气候就会改变，因此把五日作为一候。每年有二十四个节气，每个节气有十五天多一点，故把三个五天（三候）称为一个节气。每年有四时（四季），每个时（每季）一共有九十一天多一点，这是六个节气相加在一起的时间，因此六个节气就会成为一个季节，称为一个时。当四个时相加在一起一共有三百六十日，又称为一岁。每个年岁节气都在变换更替着，它们都各有自己所主之气，因此临床上应该按照时令节气来判断疾病发生的原因，因为疾病的发生离不开当时所主气的气运影响。五行运行的气运在每年的节气时令都是和五运相互承载的，它们各自在治理着自己的时间，而每个时间都有自己的主治之时，到了年终之日，就会再次从头开始循环，这时又开始了四时气运分布，春气主木、夏气主火、长夏气主土、秋气主金、冬气主水，这样周而复

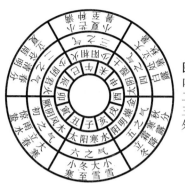

图解：
内环：十二地支
二环：主气六步
三环：气运六步
外环：二十四个节气

图 12 交六气节令图

始、如环无端地运行（见图 12）。五日一候的推移也是这样迭替变更的。天运有盛有衰，人气也会有虚有实，如果不知道一气之中主气的气运如何加临、节气盛衰虚实产生的原因，又怎么能够正确诊断和治疗疾病呢？因为一候五日、一气三候、一时六气、一岁四时都是由天地日月的阴阳变化来统领的，只有五运承袭才能时立气布，所以可以运用十二支观察一年四个季节、十二个月、二十四个节气的阴阳五行变化关系来分析气候变化的规律，并根据这些变化规律确定治疗方向和治疗原则。

《类经图翼·五行统论》中说："十二支应月，地之五行也，子阳亥阴曰水，午阳巳阴曰火，寅阳卯阴曰木，申阳酉阴曰金，辰戌阳丑未阴曰土。"天和地是阳和阴对立的固定体态，而从一到十二个地支就是阴阳流动的次序。如果天地没有这些气运的流动就会失去自己的变化，气运如果没有天地阴阳的对立关系，就不会自行流动，这就是五行之所以流行于天地之中的原因。

为什么十二支的阴阳五行属性会这样配合呢？这是根据阴阳和奇数、偶数的关系原理来确定的。一、三、五、七、九、十一这六个月都是单数，单数是奇数，为阳。一月建寅，三月建辰，五月建午，七月建申，九月建戌，十一月建子，故寅、辰、午、申、戌、子六个月都属于阳支。而二、四、六、八、十、十二这六个月都是双数，双数是偶数，为阴。二月建卯，四月建巳，六月建未，八月建酉，十月建亥，十二月建丑，故卯、巳、未、酉、亥、丑六个月都属阴支。

那十二支的阴阳、逢属又是怎样的呢？亥月和子月一阴一阳，它们正当逢时孟冬、仲冬这两个冬月，这时正是北方寒水之气当令的时候，故亥、

子在五行中同属于水。巳月和午月一阴一阳，它们正当逢时孟夏、仲夏这两个夏月，这时正是南方火热之气当令的时候，故巳、午在五行中同属于火。卯月和寅月一阴一阳，它们正当逢时孟春、仲春这两个春月，这时正是东方风木之气当令的时候，故寅、卯在五行中同属于木。

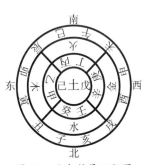

图13　干支所属五行图

酉月和申月一阴一阳，它们正当逢时孟秋，仲秋这两个秋月，这时正是西方燥金之气当令的时候，故酉、申在五行中同属于金。辰逢时季春三月，未逢时季夏六月，戌逢时季秋九月，丑逢时季冬十二月。由于这四个季月都是中央土湿之气寄旺四时的月份，所以辰、未、戌、丑在五行中都属于土（见图13）。寄旺也称寄治，脾属土且位居于中央，从四时里分别旺盛于四脏，而三月辰是立春，六月未是立夏，九月戌是立秋，十二月丑是立冬，在这四个月也就是每个季节的季末尾有十八天是脾寄旺的时间，这些时间都是中央湿土寄旺的时候。《素问·太阴阳明论》中说："脾者土也，治中央，常以四时长四脏，各以十八日寄治，不得独主于时也。"这就是说，脾属土，位居于中央而蓄养万物。土是万物之本，不单独主一个时令，因为脾土功能的精妙。它的本意相当于天地在养育着万物一样，这种蓄养之气从头到尾，无处不至，因此它并不能只主一时之气。并且四时五脏都离不开脾土的滋养，因为人无脾胃之气则逆，脉无脾胃之气则死。

天干、地支配属五行、四方、五位歌诀

东方甲乙寅卯木，西方庚辛申酉金，

南方丙丁巳午火，北方壬癸亥子水，

辰戌丑未王四季，戊己中央皆属土。

什么是六气？六气就是指风、热、湿、火、燥、寒这六种气象的流转表现。我们把六气配合地支（子、丑、寅、卯、辰、巳、午、未、申、酉、戌、亥）来说明每年中正常的气候变化和各年、各季节的气候异常变化，并且把它们和五行相配合之后加以比较和说明。这就出现了一个问题，那就是五行是五位，而六气则是六位。它们之间的不同点在于五行中的火，五行中只有火而没有热，而六气中既有火又有热。因此五行中的火又分为了君火和相火，六气中的热分属于君火，六气中的火分属于相火。由于五

行中君火属阴、相火属阳，所以六气中热为阴、火为阳。

　　风、热、湿、火、燥、寒六气的变化可用三阴三阳来分辨识别，即风化厥阴，热化少阴，湿化太阴，火化少阳，燥化阳明，寒化太阳（见图14）。《素问·天元纪大论》中说："厥阴之上，风气主之；少阴之上，热气主之；太阴之上，湿气主之；少阳之上，火气主之；阳明之上，燥气主之；太阳之上，寒气主之。所谓本也，是谓六元。"三阴三阳都是由六气的化生而成为主气，年支阴

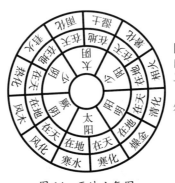

图解：
内环：客气六步气
二环：六气在天、
　　　在地之位
外环：六气各自在
　　　天所化在地
　　　所属

图 14　天地六气图

阳的次序是以子开始，以亥为终，厥阴以风气为主气，少阴以热气为主气，太阴以湿气为主气，少阳以火气为主气，阳明以燥气为主气，太阳以寒气为主气。由此以六气的化为本，以三阴三阳的辨别为标。然而六气都是由天元一气所化生的，天元一气分而为六，风、热、湿、火、燥、寒就是三阴三阳的本气，故又称为六元。这六种具有不同特征的气候，随着时令的到来气化而至，便成了宇宙间的六元正气。如果气化与时令不能协调而至，就会产生灾害性天气。《素问·五运行大论》中说："非其时则邪，当其位则正。"这就是说，东风、南火、中湿、西燥、北寒这五方之气交替更换，各自有先期而至的气候。五行之气的变化有所不同，地支所司的六气又有主气、客气的区别，因此每个岁时的变迁、五气的更换确立，各有所主岁之气。运气既然确立了，那确立的当与不当，气的或邪或正都是可以观察的，如果与四时的定位相反则为邪气，如果与四时定位相合则为正气。

七、十二支化气、正化、对化

　　在运气学说中，各自具有不同特征的六气是和十二支配合之后再进行推演分析的。因为十二支原本所分属的五行属性和天地运行之道的规律是不相符合的，只有将十二支原本的五行属性与六气相互配合转化之后，才能找到并正确认识这天地运行规律，这种转化的方法，称为十二支化气。

《素问·五运行大论》中说："子午之上，少阴主之；丑未之上，太阴主之；寅申之上，少阳主之；卯酉之上，阳明主之；辰戌之上，太阳主之；巳亥之上，厥阴主之。"这里所说的"上"，是指司天之气所在之年。在十二支中，子、午、寅、申、辰、戌都属于阳支，丑、未、卯、酉、巳、亥都属于阴支。也就是说，子年、午年两个阳支年是少阴君火之气在天主持全年的气运；丑年、未年两个阴支年是太阴湿土之气在天主持全年的气运；寅年、申年两个阳支年是少阳相火之气在天主持全年的气运；卯年、酉年两个阴支年是阳明燥金之气在天主持全年的气运；辰年、戌年两个阳支年是太阳寒水之气在天主持全年的气运；巳年、亥年两个阴支年是厥阴风木之气在天主持全年的气运。这样的分配和之前所说的十二支配五行的分属是完全不一样的。以前子、亥配属为水，现在子、午配属为少阴君火；以前午、巳配属为火，现在巳、亥配属为厥阴风木；以前寅、卯配属为木，现在寅、申配属为少阳相火；以前申、酉配属为金，现在卯、酉配属为阳明燥金；以前辰、戌、丑、未配属为土，现在丑未配属为太阴湿土，而辰戌配属为太阳寒水。

为什么六气与十二支要这样配合呢？这是因为风木、君火、湿土、相火、燥金、寒水这六气都是由阴阳两个方面的一主一从两相激发触动而发生的。《素问·天元纪大论》中说："动静相召，上下相临，阴阳相错，而变由生也。"这就是说，动以应天，静以应地，这样上下相临，天地合气，阴阳相互交错就产生了变化。这种变化以及主从的关系，称为正化和对化，十二支之所以这样配属六气，是因为三阴、三阳的六气有正化和对化的不同。

正化是指发生六气的本气一方，也就是节气时令的变化与气化相同，天气的变化正确而没有偏差，本来就应该如此的一方。对化是指其对面相互作用或相互影响的一方，也就是与相对位置相冲的一方。正化是本位，而与本位相对的就是对化。如子午年，子对于午来说就是相对相冲，因为子的月建是十一月，且位在北方，应该属寒，但子与午相配属后所属的是少阴君火，午在南方属火，而子的节气时令不是火，是虚的受影响一方，这就称为子对化于午。

那么究竟怎样正化、对化呢？又是怎样一正一对地来实施六气的正化、对化呢？这就要以六气分上下左右来行天令，以十二支分节气时令来司地

化，这样上下相召，就可以使天
的阴阳配合地的十二支气，周而
复始，动而不息（见图15）。

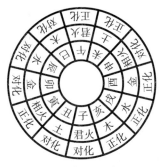

图解：
内环：十二地支
二环：十二支所
化的六气
外环：六气的正
化、对化

图15　六气正化对化图

以六气配合十二支，就会有
正化、对化的不同。那么怎样辨
别是正化还是对化呢？其实所谓
正化，不是取它的方位所在，就
是按照阴阳五行相生的意义来辨

别。而所谓对化，或是它们在方位上对冲，或是它们在季节上对冲，或是
它们在月建上对冲。总之，正化、对化就是一阴一阳、一冷一热、一上一
下的相对关系。它们最大的特点就是属性相同而其他的完全相反，并且依
照这个关系组成了正化、对化的特殊关系体系。

正化、对化的关系有两种推演方法。一种是按照五行相生、阴阳相对
的关系来排列推演的。它是由厥阴风木作为推演排列的开始。

巳亥司厥阴，厥阴属风木，因为亥在五行中属水，水生木，所以亥就
是正化；而巳在五行中属火，所以巳就是对化。

子午司少阴，少阴属君火，因为午在五行中属火，所以午就是正化；
而子在五行中属水，所以子就是对化。

丑未司太阴，太阴属湿土，因为丑未在五行中都属土，但未旺盛于
西南，西南是坤土的正宫，所以未就是正化；而丑位于东北，所以丑就是
对化。

寅申司少阳，少阳属相火，因为寅在五行中属木，木生火，所以寅就
是正化；而申在五行中属金，所以申就是对化。

卯酉司阳明，阳明属燥金，因为酉在五行中本来就属金，所以酉就是
正化；而卯在五行中属木，所以卯就是对化。

辰戌司太阳，太阳属寒水，因为辰戌在五行中都属土，但戌位居于西
北，离北方的水位置最近，所以戌就是正化；而辰位于东南，离水位置最
远，所以辰就是对化。

另一种推演方法是按照天象的位置、阴阳相生、月建对冲的方法来推
演排列的。它是以子午作为开始，并且按照三阴三阳、阴阳相生的规律推
演的。《灵枢·卫气行篇》中说："子午为经，卯酉为纬。"在天象学中，固

定不动的称为经，运动不定的称为纬。"子午为经"是因为子午的位置在南北两极，而两极是固定不动的。"卯酉为纬"是因为卯酉的位置在东西两端，而每天太阳东升西降，天空中各个星宿周旋不停，这样就使子午、卯酉成了天体的经和纬。这一经一纬也是按照南北东西一正一对来划分的。十二支的正化、对化也是按照天象的经纬来说明的，因为子午为经是固定不移的，它就像君王一样，而子午又司少阴，所以以子午开始推演。

子午司少阴，少阴属君火，因为子午都是阳支，但是午的方位是南方，午的月建是五月，南方和五月仲夏都属于火，所以午就是正化；而子的方位居于北方，子的月建是十一月，这和南方的午正好相对，所以子就是对化。

丑未司太阴，太阴属湿土，因为丑未都是阴支，但是未的方位是西南方，未的月建是六月，六月是长夏，正是当逢湿土的旺季，所以未就是正化；而丑的方位居于东北方，丑的月建是十二月，它和西南方的六月正好相对，所以丑就是对化。

寅申司少阳，少阳属相火，因为寅申都是阳支，但是寅的月建是正月，在时令上是孟春，这时正当木气旺时，木生火，木为火之母，所以寅就是正化；而申的月建是七月，是下半年的第一个月，它与上半年第一个月的寅正好相对，所以申就是对化。

卯酉司阳明，阳明属燥金，因为卯酉都是阴支，但是酉的月建是八月，在季节时令上是仲秋，正当金气旺盛的季节，所以酉就是正化；而卯的月建是二月，在季节时令上是仲春，二月的仲春和八月的仲秋正好相对，所以卯就是对化。

辰戌司太阳，太阳属寒水，因为辰、戌都是阳支，但是戌的月建是九月，是秋金最旺盛的时令，金生水，金为水之母，所以戌就是正化；而辰的月建是三月，三月的时令是季春，正好和季秋的戌月相对，所以辰就是对化。

巳亥司厥阴，厥阴属风木。因为巳亥都是阴支，但是亥的月建是十月，在节气的时令上是孟冬水令月，水生木，水为木之母，所以亥就是正化；而巳的月建是四月，在节气时令上属于孟夏之月，四月的孟夏与十月的孟冬正好相对，所以巳就是对化。

由此可以看出，正化所司的时令是属实的，而对化所司的时令是属虚的。正化从本，从生数，主有余；对化从标，从成数，主不足。而这些变化动静，都是把阴阳的盛衰与十二支配合之后所表现出来的（见表3）。

表3　十二支及其属性与正化、对化关系

十二支	属性	所化	十二支	属性	所化
午	君火	正化	子	君火	对化
未	湿土	正化	丑	湿土	对化
寅	相火	正化	申	相火	对化
酉	燥金	正化	卯	燥金	对化
戌	寒水	正化	辰	寒水	对化
亥	风木	正化	巳	风木	对化

附：**1.《医宗金鉴·运气心法要诀·六气正化对化歌》**

六气正化对化歌

气寅午未酉戌亥。正司化令有余看。

子丑卯辰巳申岁。对司化令不足言。

【注】气者，六气之客气，统一岁之司化之气也。如厥阴司巳亥，以厥阴属木，木生于亥，故正化于亥，对化于巳也。少阴司子午，以少阴为君火，当正南离位，故正化于午，对化于子也。太阴司丑未，以太阴属土居中，旺于西南未宫，故正化于未，对化于丑也。少阳司寅申，以少阳属相火，位卑于君火，火生于寅，故正化于寅，对化于申也。阳明司卯酉，以阳明属金，酉为西方金位，故正化于酉，对化于卯也。太阳司辰戌，以太阳为水，辰戌属土，然水行土中，而戌居西北，属水渐王之乡，是以《洪范》五行，以戌属水，故正化于戌，对化于辰也。是以寅、午、未、酉、戌、亥为正化。正化者，令之实，主有余也。子、丑、卯、辰、巳、申为对化。对化者，令之虚，主不足也。

2.《医宗金鉴·运气心法要诀·运气合脏腑十二经络歌》

运气合脏腑十二经络歌

医明阴阳五行理，始晓天时民病情。

五运五行五气化，六气天地阴阳生。

火分君相气热暑，为合人之脏腑经。

天干起运地支气，天五地六节制成。

【注】学医业者，必要明天地阴阳、五行之理，始晓天时之和不和，民之生病之情由也。人皆知五运化自五行、五质、五气也，而不知六气化自天地阴阳、六质、六气也。六质者，即经曰木、火、土、金、水、火，地之阴阳也，生、长、化、收、藏下应之也。六气者，即经曰风、暑、湿、燥、寒、火，天之阴阳也，三阴三阳上奉之也。是以在地之火分为君火、相火；在天之气分为热气、暑气，为合人之五脏六腑，包络十二经也。天干阴阳合而为五，故主五运。甲化阳土，合人之胃。己化阴土，合人之脾。乙化阴金，合人之肺。庚化阳金，合人大肠。丙化阳水，合人膀胱。辛化阴水，合人之肾。丁化阴木，合人之肝。壬化阳木，合人之胆。戊化阳火，合人小肠。癸化阴火，合人之心。相火属阳者，合人三焦。相火属阴者，合人包络。此天干合人之五脏六腑十二经也。地支阴阳合而为六，故主六气。子午主少阴君火，合人之心与小肠也。丑未主太阴湿土，合人之脾与胃也。寅申主少阳相火，合人之三焦包络也。卯酉主阳明燥金，合人之肺与大肠也，辰戌主太阳寒水，合人之膀胱与肾也。巳亥主厥阴风木，合人之肝与胆也。此地支之合人之五脏六腑十二经也。天数五，而五阴、五阳，故为十干。地数六，而六阴、六阳，故为十二支。天干之五，必得地支之六以为节，地支之六，必得天干之五以为制，而后六甲成，岁气备。故一岁中运，以七十二日五位分主之，六气以六十日六步分主之也。

八、主气、客气

（一）主气

主气是指主管节气时令之气，又称为地气，由风木、君火、相火、湿土、燥金、寒水这六步气组成，分主于春、夏、秋、冬的二十四个节气，用以说明时令节气的正常规律，并由此显示着一年各个季节中的不同变化。它按照一年六个节气的属性变化而发生变化。春属厥阴，初夏属少阴，夏属少阳，长夏属太阴，秋属阳明，冬属太阳。由于六气主气是按照五行的配属排列的，所以它有君火和相火这两个火，但它们之间是有所不同的。初夏的君火所显示的是阳光日照时间和亮度的延长，而夏日的相火所显示的是天气热度的上升和增强。但是它们总的次序是按照木、火、土、金、水五行相生的顺序排列的，区别之处只不过是将五行中的火分为了两个，其中君火属少阴，相火属少阳。如此排列后可以看出，五行只有五步，而六气有六步。

主气中的每一气各主四个节气，这是固定不变的。六气所主的时令，一共分为六步，分属在每年的各个季节之中，这也是固定不变的。它所主的时令变化是一年中从寒冷到温热，从温热到暑热，从暑热再到寒冷的变化，这是一年季节中的自然变化，每一年每一岁都会这样一周轮遍，年年都不会有异常的变动，它就像主人久居于此永远不会改变一样，因此我们把这个主时令的六气称为主气。

主气的推演方法是以大寒日开始推算，每四个节气向前推演轮转一步。一共把二十四个节气分成了六步。它们是按照风木、君火、相火、湿土、燥金、寒水的顺序进行排列的（见图16）。

厥阴风木为初之气，主春。它从前一年十二月

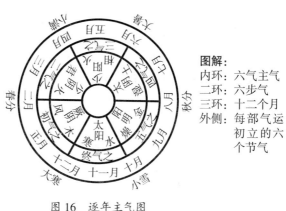

图解：
内环：六气主气
二环：六步气
三环：十二个月
外侧：每部气运初立的六个节气

图16 逐年主气图

中的大寒节开始，经过立春、雨水、惊蛰四个节气。因为风木所主的是东方生发之气并且是春天的开始，所以将主春的厥阴风木立为初之气，主行春令之气。节气时令在这个时候所流行的是风气。

木生火，少阴君火为二之气，主初夏。它从二月中的春分开始，经过清明、谷雨、立夏四个节气。二之气的君火主初夏，主行初夏时令之气。节气时令在这个时候所流行的是温暖而舒适的热象。因为火有君火和相火之分，相与君相随，君火在前而相火在后，所以少阳相火为三之气，主盛夏。它从四月中的小满开始，经过芒种、夏至、小暑四个节气。三之气的相火主盛夏，主行盛夏时令之气。节气时令在这个时候所流行的是炎热之气。

火生土，太阴湿土为四之气，主长夏。它从六月中的大暑开始，经过

立秋、处暑、白露四个节气。四之气的湿土主长夏，主行长夏时令之气。节气时令在这个时候所流行的是因为云雨盛行而导致的湿蒸之气。

土生金，阳明燥金为五之气，主秋。它从八月中的秋分开始，经过寒露、霜降、立冬四个节气。五之气的燥金主秋，主行秋令之气。节气时令在这个时候所流行的是清凉寒肃之气，同时万物都会从此时干焦枯燥。

金生水，太阳寒水为六之气，主冬。它从十月中的小雪开始，经过大雪、冬至、小寒四个节气。终之气的寒水主冬，主行冬令之气。节气时令在这个时候所流行的是寒冷之气。

这一年中的主气至此轮转了一周，主气的六气推步顺序可通过口诀"厥（厥阴）少（少阴）少（少阳）太（太阴）明（阳明）太（太阳）"进行记忆。主气的这种排列是按照一年四季六气的节气时令顺序来排列的，年年如此，永远不会改变。而一年四季二十四个节气中，初之气起自于大寒，二之气起自于春分，三之气起自于小满，四之气起自于大暑，五之气起自于秋分，终之气起自于小雪。六气各气逢遇初立节气可通过口诀"大（大寒）春（春分）小（小满）大（大暑）秋（秋分）小（小雪）"进行记忆。

附：《医宗金鉴·运气心法要诀·主气歌》

主气歌

主气六位同主运，显明之右君位知。

退行一步相火治，复行一步土治之，

复行一步金气治，复行一步水治之，

复行一步木气治，复行一步君治之。

【注】主气者，厥阴风木，主春初之气也；少阴君火，主夏二之气也；少阳相火，主盛夏三之气也；太阴湿土，主长夏四之气也；阳明燥金，主秋五之气也；太阳寒水，主冬六之气也。此是地以六为节，分六位主之。六气相生，同主运五气相生，四时之常令也。显明者，正南之位，当君位也。而君火不在位治之，反退位于次，以相火代君火，司化则当知，即经云：少阴不司气化之义也。正南客气，司天之位也，司天之右，天之右间位也；在主气为二之气位，是少阴君火之位，主行夏令之气也。故曰：显明之右，君火之位也。君火之右，退行一步，乃客气司天之位也；在主气为三之气位，是少阳相火之位，主行盛

夏之令之气也。不曰复行，而曰退行者，以臣对君之面，承命司化，不敢背行，故曰退行一步，即复行一步也。复行一步，土气治之，乃客气天之左间位也；在主气为四之气位，是太阴湿土之位，主行长夏令之气也。复行一步，金气治之，乃客气地之右间位也；在主气为五之气位，是阳明燥金之位，主行秋令之气也。复行一步，水气治之，乃客气在泉之位也；在主气为六之气位，是太阳寒水之位，主行冬令之气也。复行一步，木气治之，乃客气地之左间位也；在主气为初之气位，是厥阴风木之位，主行春令之气也。复行一步，君火治之，即前君火之位治之也。

（二）客气

主气属于地气，因为地为阴而主静，所以主气的六步开始于春木而终结于冬水，这是永远不会改变的。而客气属于天气，因为天为阳而主动，所以客气一直在循天运行，动而不息。因其是指时令节气异常的变动，一年轮换一次，年年都会有所变化，就如同客人一样往来无常，故称为客气。

客气的循行排列和主气一样，也分六步，但其排列次序是按照人体阴阳之气的轮值转换来确定排列的。它以从阴至阳的先后次序排定，按照先三阴、再三阳的顺序来转换排列，与主气的排列方法完全不同。三阴的顺序是以厥阴为开始，一阴是厥阴；一阴生二阴，二阴是少阴；二阴生三阴，三阴是太阴。三阳的顺序是以少阳为开始，一阳是少阳；一阳生二阳，二阳是阳明；二阳生三阳，三阳是太阳。这样以三阴三阳的相生配合来完成客气六气的组合，可通过口诀"厥（厥阴）少（少阴）太（太阴）少（少阳）明（阳明）太（太阳）"进行记忆。而客气六气的推演由厥阴开始，一是厥阴，二是少阴，三是太阴，四是少阳，五是阳明，六是太阳。并且以这个规律分布于上、下、左、右，使这六步气互为司天，互为在泉，互为间气。这样便构成了由司天、在泉、四间气所组成的客气六步运行的排列顺序。

推算客气时，首先要推算出每年的司天之气和在泉之气。因为客气的初之气起自于在泉的左间，而司天位于三之气，在泉位于终之气。但是这个终之气的左间就是初之气，找到了初之气，再按照三阴三阳的顺序依次排列，就可以顺利地排列好其余的诸气，这就是客气循行的推算方法。为了方便推演，我们将十二地支年六气的初之气推演出来后排列如下：子年、

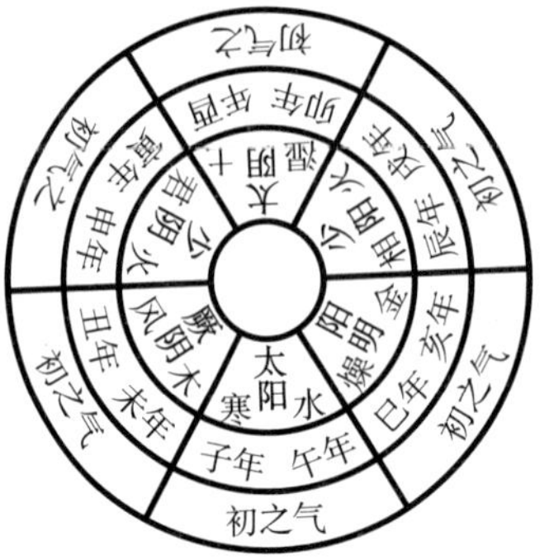

图解：
内环：六气客气
二环：十二地支年
外环：各年所属六气的初气

图 17　逐年客气图

午年的初之气是太阳寒水；丑年、未年的初之气是厥阴风木；寅年、申年的初之气是少阴君火；卯年、酉年的初之气是太阴湿土；辰年、戌年的初之气的少阳相火；巳年、亥年的初之气是阳明燥金（见图 17）。知道了初之气，就可以按照顺序依次推演，直至推演到终之气，这样就可以完成这一年六气客气的推演。

附：《医宗金鉴·运气心法要诀·客气司天在泉间气歌》

客气司天在泉间气歌

子午少阴君火天，阳明燥金应在泉。

丑未太阴太阳治，寅申少阳厥阴联。

卯酉却与子午倒，辰戌巳亥亦皆然。

每岁天泉四间气，上下分统各半年。

【注】天干起运，地支起气。此言地之阴阳，正化、对化，加临主气，六位之客气也。如子午之岁，少阴君火治之，起司天也。阳明燥金在下，起在泉也。气由下而升上，故以在下之阳明起之，阳明二阳，二阳生三阳，三阳太阳，故太阳寒水为客初气，即地之左间也。三阳，阳极生一阴，一阴厥阴，故厥阴为客二气，即天之右间也。一阴生二阴，二阴少阴，故少阴为客三气，即司天之气也。二阴生三阴，三阴太阴，故太阴为客四气，即天之左间也。三阴阴极生一阳，一阳少阳，故少阳为客五气，即地之右间也。一阳生二阳，二阳阳明，故阳明为客六气，即在泉之气也。丑未寅申之岁，皆仿此法起之。卯酉却与子午倒换，辰戌却与丑未倒换，巳亥却与寅申倒换。谓卯酉之岁，阳明燥金司天，少阴君火在泉；辰戌之岁，太阳寒水司天，太阴湿土在泉；巳亥之岁，厥阴风木司天，少阳相火在泉；彼此倒换也。每岁司天在泉左右四间气者，即六气分统上下，本年司天统主上半年，在泉统主下半年之统气也。

九、司天、在泉、间气

司天、在泉、四个间气是客气轮转运行中六个时间节段排列的位置。司天，又称为"天气"，在泉，又称为"地气"。客气在运行过程中，司天之气和在泉之气都是变动而不固定的，它们每年都在变化，年年都不相同，每六年为一个循环。由于地支的十二年中和司天、在泉有一个固定相配的对应关系，所以只要知道了这一年的地支是哪一支，就可以知道这一年中的司天和在泉，同时也就可以正确地排列出这六气的位置。知道了谁在司天、谁在在泉，就可以推演出这一年气运的大致情况，同时就可以了解这个气运对人体的影响以及它们与所发生疾病之间的关系。临床上，我们可以参考这些关联确定治疗原则和用药方向。

司天是指当令的气候，也就是三阴三阳在它们各自主气时候的所在表现的天气变化，也可以说是将风、热、火、湿、燥、寒六气利用其位于司天的位置，来论述它们各自的阴阳属性。因为司天之气主司每年上半年的天时气象，所以把它称为"司天"。

在泉是指五运化形于地气，也就是地气有感于不同的岁运时所产生的不同气候变化。因为在泉之气主司下半年，而下半年又是以地气为主，所以把它称为"在泉"。

间气，间是间隔的意思，四个间气间隔在司天和在泉的中间，位于司天和在泉的左右各有一个间气。司天的左方是司天的左间气，右方是司天的右间气。在泉的左方是在泉的左间气，右方是在泉的右间气。

司天、在泉、间气它们的作用是什么呢？《素问·六元正纪大论》中说："岁半之前，天气主之，岁半之后，地气主之。"这就是说，司天通主上半年，也就是从大寒到小暑这段时间。在泉通主下半年，也就是从大暑到小寒这段时间。这就如同《素问·至真要大论》中所说的"初气终三气，天气主之，胜之常也。四气尽终气，地气主之，复之常也"，初之气、二之气到三之气属于司天之气的天气所主持，这是胜气常见的时间位置。四之气、五之气到终之气属于在泉之气的地气所主持，这是复气常见的时间位置。《素问·至真要大论》中说："间气何谓？曰：司左右者，是谓间气也。曰：何以异之？曰：主岁者纪岁，间气者纪步也。"由于司天之气主持上半年而在泉之气主持下半年，所以司天、在泉共主这一年的气化，而四个间气只能纪步，只管六十日八十七刻半这一步的气化，也就是只管四个节气的气化，这就是间气与司天和在泉不一样的地方。

　　司天、在泉和四个间气又是怎样排列摆放的呢？每年的客气总是开始于司天前的第二位，同时这个位置也是在泉的左间，即初之气。从此处，向上退行一步到二之气，同时这个位置也是司天的右间。从此处再向上退行一步就是三之气，就是司天本身的位置。从司天的位置向下进一步，就是四之气，同时这个位置也是司天的左间。从这个位置再向下进一步就是五之气，同时这个位置也是在泉的右间。从这个位置再向下进一步就是六之气，即终之气，同时这个位置也是在泉本身的位置（见图18）。这样一步一气地转动，每一气各自主四个节气，主时共六十日八十七刻半。

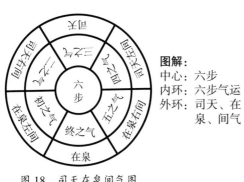

图解：
中心：六步
内环：六步气运
外环：司天、在泉、间气

图18　司天在泉间气图

　　那么司天、在泉和四个间气是怎样轮转的呢？司天、在泉和间气是按照顺时针方向不停转动的。因其恒动不止，故此这六步气互为司天，互为在泉，互为间气。《素问·五运行大论》中说："动静如何？曰：上者右行，下者左行，左右周天，余而复会也。"这就是说，司天之气位于上方，在上方的司天之气由东向西，也就是由左向右运行，按照顺时针方向从上向右下转动以降于地。在泉之气位于下方，在下方的在泉之气由西向东，也就是从右向左运行，按照顺时针方向从下向左上转动以升于天。这样按照顺时针方向左右转动周旋一年。周旋转动一周之后复而会合，又回到了原来的位置。

　　司天之气和在泉之气总是一阴对一阳，二阴对二阳，三阴对三阳，这样阴阳上下相互对交的。一阴厥阴司天，一定会是一阳少阳在泉。二阴少阴司天，一定会是二阳阳明在泉。三阴太阴司天，一定会是三阳太阳在泉。一阳少阳司天，一定会是一阴厥阴在泉。二阳阳明司天，一定会是二阴少阴在泉。三阳太阳司天，一定会是三阴太阴在泉。天地阴阳之间的变化，就是这样井然有序而永远不乱的。

司天、在泉是怎样分步排列的呢？《素问·六微旨大论》中说："上下有位，左右有纪，故少阳之右，阳明治之；阳明之右，太阳治之；太阳之右，厥阴治之；厥阴之右，少阴治之；少阴之右，太阴治之；太阴之右，少阳治之、此谓气之标。"这就是说，在上的司天之气和在下的在泉之气是有一定位置的，而左右间气的升降也是有一定范围的。从南面向北面，即从下向上来观察，少阳的右面是由阳明所治理，这是因为少阳是一阳，一阳生二阳阳明；阳明的右面是由太阳所治理，这是因为阳明是二阳，二阳生三阳太阳；太阳的右面是由厥阴所治理，这是因为太阳是三阳，三阳属于阳极而生一阴厥阴；厥阴的右面是由少阴所治理，这是因为厥阴是一阴，一阴生二阴少阴；少阴的右面是由太阴所治理，这是因为少阴是二阴，二阴生三阴太阴；太阴的右面是由少阳所治理，这是因为太阴是三阴，三阴属于阴极而生一阳少阳。这些都是因为三阴三阳以六气为本，而六气以三阴三阳为标，从而也说明了六气是按照一阳、二阳、三阳、一阴、二阴、三阴的顺序分步排列的。若司天在上，在泉在下的上下之位已经确定，则司天的左间、右间，在泉的左间、右间四步间气也就可以确定了，这就称为左右有纪了。

《素问·五运行大论》中说："天地者，万物之上下；左右者，阴阳之道路。曰：所谓上下者，岁上下见阴阳之所在也。左右者，诸上见厥阴，左少阴，右太阳。见少阴，左太阴，右厥阴。见太阴，左少阳，右少阴。见少阳，左阳明，右太阴。见阳明，左太阳，右少阳。见太阳，左厥阴，右阳明。所谓面北而命其位，言其见也。"这是指司天而言。其中"上下见阴阳之所在"是指所在之年司天在泉以及三阴三阳的所在位置。"左右"是指司天的左间右间。"上见"是指司天的位置而言。因此，如果司天的位置确定了，那么司天的左右间气也就自然而然地确定了。如果是厥阴司天，司天的左间就是少阴，司天的右间就是太阳。如果是少阴司天，司天的左间就是太阴，司天的右间就是厥阴。如果是太阴司天，司天的左间就是少阳，司天的右间就是少阴。如果是少阳司天，司天的左间就是阳明，司天的右间就是太阴。如果是阳明司天，司天的左间就是太阳，司天的右间就是少阳。如果是太阳司天，司天的左间就是厥阴，司天的右间就是阳明。

什么是"面北而命其位，言其见"？古人认为，南方为上，正位应该是位于北侧而面向南方。南方为天，而天为上，现在司天之位在上，也就是位于南方，如果在位于南方的司天之位，就要面朝北方，也就是从上方向下方反方向来观看，这时司天的左间是正方向的右侧，也就是东南侧，司天的右间是正方向的左侧，也就是西南侧。因此，司天左右间气的认定需要反方向面朝北方，也就是从上向下来认证，而这里所论述的就是阴阳在司天位置上的各种显现。

《素问·五运行大论》中说："何谓下？曰：厥阴在上，则少阳在下，左阳明，右太阴。少阴在上，则阳明在下，左太阳，右少阳。太阴在上，则太阳在下，左厥阴，右阳明。少阳在上，则厥阴在下，左少阴，右太阳。阳明在上，则少阴在下，左太阴，右厥阴。太阳在上，则太阴在下，左少阳，右少阴。所谓面南而命其位，言其见也。"这是指在泉而言。其中"下"是指在泉的位置，如果在泉的位置确定了，那么在泉的左右间气也就自然而然确定了。如果厥阴在司天的位置，那么少阳就在在泉的位置。因为一阴司天，一定就会对应一阳在泉。少阳在泉，在泉的左间就是阳明，在泉的右间就是太阴。如果少阴在司天的位置，那么阳明就在在泉的位置，因为二阴司天，一定就会对应二阳在泉。阳明在泉，在泉的左间就是太阳，在泉的右间就是少阳。如果太阴在司天的位置，那么太阳就在在泉的位置，因为三阴司天，一定就会对应三阳在泉。太阳在泉，在泉的左间就是厥阴，在泉的右间就是阳明。如果少阳在司天的位置，那么厥阴就会在在泉的位置，以为一阳司天，一定就会对应一阴在泉。厥阴在泉，在泉的左间就是少阴，在泉的右间就是太阳。如果阳明在司天的位置，那么少阴就会在在泉的位置。因为二阳司天，一定就会对应二阴在泉。少阴在泉，在泉的左间就是太阴，在泉的右间就是厥阴。如果太阳在司天的位置，那么太阴就会在在泉的位置，因为三阳司天，一定就会对应三阴在泉。太阴在泉，在泉的左间就是少阳，在泉的右间就是少阴。

什么是"面南而命其位，言其见"？因为司天之位在南为天为上，那么相对应的在泉之位就是在北为地为下了，所以，只要位于北而面朝南，也就是从下向上的正位来观察就可以确定阴阳位于在泉位置上的不同显现。这样来看，在泉之位的间气中，在泉的左间就是正位的左侧，也就是东北侧；在泉的右间就是正位的右侧，也就是西北侧。

司天、在泉、四个间气对于气候和人体会有什么影响？《素问·至真要大论》中说："六气分治，司天气者，其至如何？曰：厥阴司天，其化以风；少阴司天，其化以热；太阴司天，其化以湿；少阳司天，其化以火；阳明司天，其化以燥；太阳司天，其化以寒。曰：地化奈何？曰：司天同候，间气皆然。"这就是说，如果是厥阴司天，气从风化。如果是少阴司天，气从热化。如果是太阴司天，气从湿化。如果是少阳司天，气从火化。如果是阳明司天，气从燥化。如果是太阳司天，气从寒化。六气的气化属性，说明了在泉和间气与司天是一样的，无论是司天、在泉，还是间气，都是一样的性质，并没有其他不一样的区别。

司天、在泉和四个间气在各年之中是怎样轮转的？我们按照十二支的顺序逐年地加以推演。

子年、午年：少阴君火司天，阳明燥金在泉。由于气由下而向上升，所以从在下的在泉之气阳明燥金起始。阳明是二阳，二阳生三阳，三阳是太阳，故太阳寒水是客气的初之气，同时它也是在泉的左间。三阳为阳极而生一阴，一阴是厥阴，故厥阴风木是客气的二之气，同时它也是司天的右间。一阴生二阴，二阴是少阴，故少阴君火是客气的三之气，同时它也是司天之气。二阴生三阴，三阴是太阴，故太阴湿土是客气的四之气，同时它也是司天的左间。三阴为阴极而生一阳，一阳是少阳，故少阳相火是客气的五之气，同时它也是在泉的右间。一阳生二阳，二阳是阳明，故阳明燥金是客气的六之气，也就是终之气，同时它也是在泉之气（见图19）。

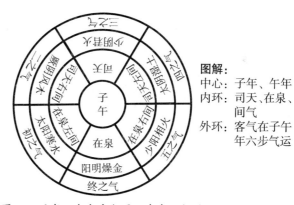

图解：
中心：子年、午年
内环：司天、在泉、间气
外环：客气在子午年六步气运

图 19 子年、午年客气司天在泉间气图

丑年、未年：太阴湿土司天，太阳寒水在泉。由于气由下而向上升，所以从在下的在泉之气太阳寒水起始。太阳是三阳，三阳是阳极而生一阴，一阴是厥阴，故厥阴风木是客气的初之气，同时它也是在泉的左间。一阴生二阴，二阴是少阴，故少阴君火是客气的二之气，同时它也是司天的右间。二阴生三阴，三阴是太阴，故太阴湿土是客气的三之气，同时它也是司天之气。三阴是阴极而生一阳，一阳是少阳，故少阳相火是客气的四之

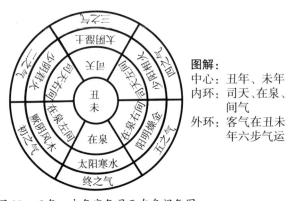

图解：
中心：丑年、未年
内环：司天、在泉、
间气
外环：客气在丑未
年六步气运

图20　丑年、未年客气司天在泉间气图

气，同时它也是司天的左间。一阳生二阳，二阳是阳明，故阳明燥金是客气的五之气，同时它也是在泉的右间。二阳生三阳，三阳是太阳，故太阳寒水是客气的六之气，也就是终之气，同时它也是在泉之气（见图20）。

　　寅年、申年： 少阳相火司天，厥阴风木在泉。由于气由下而向上升，所以从在下的在泉之气厥阴风木起始。厥阴为一阴，一阴生二阴，二阴是少阴，故少阴君火是客气的初之气，同时它也是在泉的左间。二阴生三阴，三阴是太阴，故太阴湿土是客气的二之气，同时它也是司天的右间。三阴为阴极而生一阳，一阳是少阳，故少阳相火是客气的三之气，同时它也是司天之气。一阳生二阳，二阳是阳明，故阳明燥金是客气的四之气，同时它也是司天的左间。二阳生三阳，三阳是太阳，故太阳寒水是客气的五之气，同时它也是在泉的右间。三阳为阳极而生一阴，一阴为厥阴，故厥阴风木是客气的六之气，也就是终之气，同时它也是在泉之气（见图21）。

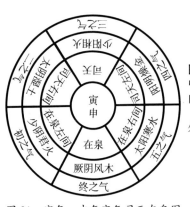

图解：
中心：寅年、申年
内环：司天、在泉、
间气
外环：客气在寅申
年六步气运

图21　寅年、申年客气司天在泉图

　　卯年、酉年： 阳明燥金司天，少阴君火在泉。由于气由下而向上升，所以从在下的在泉之气少阴君火起始。少阴是二阴，二阴生三阴，三阴是太阴，故太阴湿土是客气的初之气，同时它也是在泉的左间。三阴为阴极而生一阳，一阳是少阳，故少阳相火是客气的二之气，同时它也是司天的右间。一阳生二阳，二阳是阳明，故阳明燥金是客气的三之气，同时它也是司天之气。二阳生三阳，三阳是太阳，故太阳寒水是客气的四之气，同时它也是司天的左间。三阳为阳极而生一阴，一阴是厥阴，故厥阴风木是客气的五之气，同时它也是在泉的右间。一阴生二阴，二阴是少阴，故少阴君火是客气的六之气，也就是终之气，同时它也是在泉之气（见图22）。

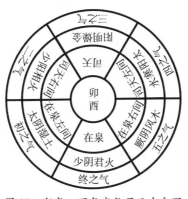

图解：
中心：卯年、酉年
内环：司天、在泉、
间气
外环：客气在卯酉
年六步气运

图22　卯年、酉年客气司天在泉图

辰年、戌年： 太阳寒水司天，太阴湿土在泉。由于气由下而向上升，所以从在下的在泉之气太阴湿土起始。太阴是三阴，三阴为阴极而生一阳，一阳是少阳，故少阳相火是客气的初之气，同时它也是在泉的左间。一阳生二阳，二阳是阳明，故阳明燥金是客气的二之气，同时它也是司天的右间。二阳生三阳，三阳是太阳，故太阳寒水是客气的三之气，同时它也是司天之气。三阳为阳极而生一阴，一阴是厥阴，故厥阴风木是客气的四之气，同时它也是司天的左间。一阴生二阴，二阴是少阴，故少阴君火是客气的五之气，同时它也是在泉的右间。二阴生三阴，三阴是太阴，故太阴湿土是客气六之气，也就是终之气，同时它也是在泉之气（见图23）。

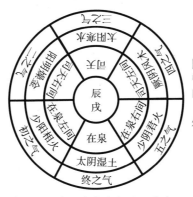

图解：
中心：辰年、戌年
内环：司天、在泉、
间气
外环：客气在辰戌
年六步气运

图23　辰年、戌年客气司天在泉图

巳年、亥年： 厥阴风木司天，少阳相火在泉。由于气由下而向上升，所以从在下的在泉之气少阳相火起始。少阳是一阳，一阳生二阳，二阳是阳明，故阳明燥金是客气的初之气，同时它也是在泉的左间。二阳生三阳，三阳是太阳，故太阳寒水是客气的二之气，同时它也是司天的右间。三阳为阳极而生一阴，一阴是厥阴，故厥阴风木是客气是三之气，同时它也是

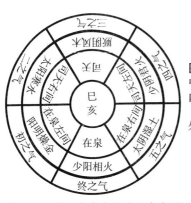

图解：
中心：巳年、亥年
内环：司天、在泉、
　　　间气
外环：客气在巳亥
　　　年六步气运

图 24　巳年、亥年客气司天在泉图

司天之气。一阴生二阴，二阴是少阴，故少阴君火是客气的四之气，同时它也是司天的左间。二阴生三阴，三阴是太阴，故太阴湿土是客气的五之气，同时它也是在泉的右间。三阴为阴极而生一阳，一阳是少阳，故少阳相火是客气的六之气，也就是终之气，同时它也是在泉之气（见图 24）。

　　在这里，要特别关注的是初之气和四之气。司天主持上半年，在泉主持下半年，而初之气既是六气的初之气，又是在泉的左间，同时还是司天所主持的初气；四之气既是六气的四之气，又是司天的左间，同时还是在泉所主持的初气。因此初之气和四之气包括了六气的初之气或四之气，司天或在泉的左间，司天或在泉所主持的上半年或下半年的初气这三种气运的交错并行。在临床上，这两个时间段是疾病多发的时候，同时发病的病情大多比较复杂，故在诊查、治疗、用药时应多多关注这几种现象并存的症状，并由此做出相应的治疗措施和治疗方法。

　　附：《医宗金鉴·运气心法要诀·起主客定位指掌歌》

起主客定位指掌歌

掌中指上定司天，中指根纹定在泉，

顺进食指初二位，四指四五位推传，

司天即是三气位，在泉六气位当然，

主以木火土金水，客以阴阳一二三。

　　【注】 左手仰掌，以中指上头定司天之位，中指根纹定在泉之位。顺进食指三节纹，定初之气位，头节纹定二之气位。中指上头定三之气位，即司天之位也。第四指头节纹定四之气位，二节纹定五之气位。中指根纹定六之气位，即在泉之位也。主气以木火土金水者，五气顺布之五位也。故初之气，厥阴风木；二之气，少阴君火；三之气，少阳相火；四之气，太阴湿土；五之气，阳明燥金；六之气，太阳寒水。是木生火，火生土，土生金，金生水，水复生木，

顺布相生之序，一定不易者也。客气以一二三名之者，三阴三阳六气加临也。故厥阴为一阴，少阴为二阴，太阴为三阴，少阳为一阳，阳明为二阳，太阳为三阳。是一生二，二生三，三复生一，阴极生阳，阳极生阴，六步升降之次每岁排取也。以此定位，主气客气，了然在握矣。

十、南政、北政

天地之气总是不能离开三阴三阳这六气，而六气的客气包括司天、在泉、左间和右间。无论是司天还是在泉，又都有南政、北政的分别。什么是南政、北政？怎样来区分南政、北政呢？

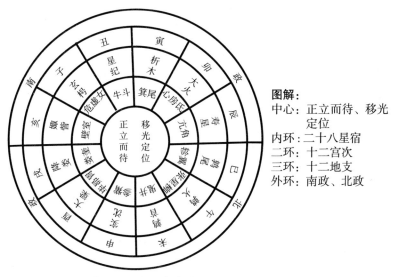

图解：
中心：正立而待、移光定位
内环：二十八星宿
二环：十二宫次
三环：十二地支
外环：南政、北政

图 25　南政、北政分宫次星土图

首先，用移光定位的理论方法将南政、北政区分开来。南，是指黄道的南纬，起于寿星辰宫，经过大火卯宫、析木寅宫、星纪丑宫、玄枵子宫，直至娵訾亥宫，其中包括了地支年的亥、子、丑、寅、卯、辰这六年，故这六年都属于天球南政。北，是指黄道的北纬，起于降娄戌宫，经过大梁西宫、实沈申宫、鹑首未宫、鹑火午宫，直至鹑尾巳宫，其中包括了地支年的巳、午、未、申、酉、戌这六年，故这六年都属于天球北政（见图25）。《素问·至真要大论》中说："视岁南北，可知之矣。"这就是说，我们需要观察地支年的岁年客气是在南还是在北，如果客气在南，就称为南政，因为南政居于南纬，由此可确定它的上下左右，这时人的脉搏司天应指在寸，在泉应指在尺；如果客气在北，就称为北政，因为北政居于北纬，由此可确定它的上下左右，这时人的脉搏司天应指在尺，在泉应指在寸。

子、丑、寅、卯、辰、巳、午、未、申、酉、戌、亥是十二地支，同时它们也位居于天体的十二宫。《素问·生气通天论》中说："天运当以日光明。"移光定位的观察排列方法就是按照日光在推移时不断地在改变着对十二宫的光照，并由此确定了南政、北政的位次。当日光照在亥、子、丑、寅、卯、辰的任何一宫，则称为南政；而当日光照在巳、午、未、申、酉、戌的任何一宫，则称为北政。

这里所说的"政"，是指客气的司天或在泉位居于南纬或北纬时的主气司令，人体随着日光所在，或是面南，或是面北，面南时就是南政，是为阳为上的主令；面北时就是北政，是为阴为下的主令。

南政、北政有什么作用呢？它只是用于观察切诊手少阴脉象时发生的异常变化，因为少阴位于厥阴和太阴之间。因此临床上我们所关注的其实是少阴位于三阴客气中也就是在司天、在泉的各个位置中的关系。

《素问·至真要大问》中说："阴之所在寸口如何？曰：视岁南北可知之也。曰：愿卒闻之。曰：北政之岁，少阴在泉，则寸口不应；厥阴在泉，则右不应；太阴在泉，则左不应。南政之岁，少阴司天，则寸口不应；厥阴司天，则右不应；太阴司天，则左不应。诸不应者，反其诊则见矣。曰：尺候如何？曰：北政之岁，三阴在下，则寸不应；三阴在上，则尺不应。南政之岁，三阴在天，则寸不应；三阴在泉，则尺不应，左右同。"这就是说，少阴所在的寸口脉应不应于指，脉搏在寸口应该怎样显现，这些要看主岁的是南政还是北政。北政主岁的时候，如果少阴在泉，这时寸口脉沉细而伏，不应于指，因为北政之年气以居于北而定上下。而在北政之年，尺主司天，寸主在泉，少阴在泉居于北，这样就会显现两手的寸口脉不应于指。厥阴在泉时，少阴在右寸，就会显现右寸脉沉细而伏不应于指。太阴在泉时，少阴在左寸，就会显现左寸脉沉细而伏不应于指。南政主岁的时候，少阴司天，这时两手寸口脉沉细而伏不应于指。厥阴司天时，少阴在右寸，就会显现右寸脉沉细而伏不应于指。太阴司天时，少阴在左寸，就会显现左寸脉沉细而伏不应于指。但凡是在寸口脉不应于指的状况出现的时候，我们反其诊就可以见到。凡是在南政应该应指在寸的，则在北政就应该应指在尺；凡是北政应该应指在寸的，则在南政就应该应指在尺。这样以南北相反的方法诊查那些不应指在寸或不应指在尺的脉象就都可以见到了，这就是反其诊的诊法。

那么尺部的脉象证候又是怎么样的呢？在北政主岁的时候，三阴在泉时就会显现寸口不应指，三阴司天时就会显现尺部不应指；而在南政主岁的时候，三阴司天时就会显现寸口不应指，三阴在泉时就会显现尺部不应指。左右脉的寸口和尺部不应指的现象和上面是相同的，那为什么会这样呢？这是因为三阴三阳是天地之气的显现，阳道为天，气属实而主外，阴道为地，气属虚而主内，而阴阳的虚实又都是因为自然界的变化所导致的。人体的气血经脉也像这天地阴阳一起一落的变化一样在不停变化着，当三阳之气所在时，它的脉象没有不应指的，因为这是阳气充盈所显现出来的。而三阴之气所在时，它的脉象之所以有不应指的，因为这是阳气的虚衰而导致脉搏的鼓动不及，是阳气虚衰不足的显现。而少阴又位居于厥阴和太阴之间，少阴寸口脉的应指与否，就是对应着天地明阳之气的虚盈盛衰而显现的。

那为什么少阴脉会受到南政、北政司天、在泉的影响呢？因为少阴归于心的经脉，而心为君主之官，为神之居、血之主、脉之宗，天运气象的阴阳盛衰变化会直接的影响到血脉的运行。《素问·八正神明论》中说："天温日明，则人血淖液而卫气浮，故血易泻，气易行；天寒日阴，则人血凝泣而卫气沉。月始生则血气始精，卫气始行；月郭满，则血气实，肌肉坚；月郭空，则肌肉减，经络虚，卫气去，形独居。是以因天时而调血气也。"这就是说，如果是气候温和，月光明亮，那么这个时候就是阳气充盈旺盛而阴气虚衰不足的时候，人的气血也会与之对应。此时人体会血液淖泽而且卫气充盈，血液淖泽就会流动畅通，卫气充盈就会气行流畅。如果是气候寒冷，日光阴翳，那么这个时候就是阳气虚衰不足而阴气旺盛的时候，人的气血也会与之对应。此时人体会血液滞涩而卫气沉伏，血液滞涩就会流动不畅，卫气沉伏就会气机难行。在月亮初生的时候，人的血气就会随着月亮的初生而得到新生，卫气也会随之而畅行；在月亮正圆的时候，人就会气血强盛，肌肉坚实；在月黑无光的时候，人的肌肉就会减瘦，并且经络空虚，卫气不足，身体疲倦，精神不振，而且总是愿意一个人呆呆地独坐，这是因为月属阴，而人的形体和血脉也都是属阴的，它们的虚实沉伏是对应于月的。要想使身体强壮，就要顺应天气调和气血。因此，这也就说明了天运气象的变化对人体，特别是对人体的血脉会产生明显的影响。

南政和北政具体到每一个地支年中对脉搏的影响又会有什么变化显现呢？亥年、子年、丑年、寅年、卯年、辰年都属于南政，在南政的时候，脉搏司天之应在寸，在泉之应在尺。子年少阴司天，两侧寸脉沉细而伏。亥年厥阴司天，少阴位于司天的左间，司天的厥阴位于少阴的右侧，右侧对应于右，故右侧的寸脉沉细而伏。丑年太阴司天，少阴位于司天的右间，司天的太阴位于少阴的左侧，左侧对应于左，故左侧的寸脉沉细而伏。卯年少阴在泉，两侧尺脉沉细而伏。寅年厥阴在泉，少阴位于在泉的左间，在泉的厥阴位于少阴的右侧，右侧对应于右，故右侧的尺脉沉细而伏。辰年太阴在泉，少阴位于在泉的右间，在泉的太阴位于少阴的左侧，左侧对应于左，故左侧的尺脉沉细而伏。

巳年、午年、未年、申年、酉年、戌年都属于北政，在北政的时候，脉搏司天之应在尺，在泉之应在寸。午年少阴司天，两侧尺脉沉细而伏。巳年厥阴司天，少阴位于司天的左间，司天的厥阴位于少阴的右侧，右侧对应于右，故右侧的尺脉沉细而伏。未年太阴司天。少阴位于司天的右间，司天的太阴位于少阴的左侧，左侧对应于左，故左侧的尺脉沉细而伏。酉年少阴在泉，两侧寸脉沉细而伏。申年厥阴在泉，少阴位于在泉的左间，在泉的厥阴位于少阴的右侧，右侧对应于右，故右侧的寸脉沉细而伏。戌年太阴在泉，少阴位于在泉的右间，在泉的太阴位于少阴的左侧，左侧对应于左，故左侧的寸脉沉细而伏。

诊查少阴脉时，如果应该不应指的脉象没有应指，则说明人体的气机是平和的，如果不应该应指的部位反而应指，则说明其违背了气运的规律，容易产生疾病。如果应该应指在左侧而现在反而应指在右侧，或应该应指在右侧而现在反而应指在左侧，则称为"非其位"。如果应该应指在上而现在反而应指在下，或应该应指在下而现在反而应指在上，则称为"失其位"。这些都是主病的征象，但是一般病情会比较缓和。如果少阴脉应该在寸脉不应指而现在反而在尺脉不应指，或应该在尺脉不应指而现在反而在寸脉不应指，则称为"尺寸反"。如果少阴脉应该在左侧不应指而现在反而在右侧不应指，或应该在右侧不应指而现在反而在左侧不应指，则称为"阴阳交"。这些都是病症较重的脉象，都会产生比较危重的病情，在临床诊查疾病时应多加注意。

附:《医宗金鉴·运气心法要诀·南北政年脉不应歌》

南北政年脉不应歌

天地之气行南北，甲己一运南政年，

其余四运俱为北，少阴随在不应占。

北政反诊候不应，姑存经义待贤参。

从违非失分微甚，尺反阴阳交命难。

【注】天地之气，谓三阴三阳，司天、在泉，左间、右间之客气也。客气行南政之岁，谓之南政；行北政之岁，谓之北政。南政之岁，惟甲己一运，其余乙庚、丙辛、丁壬、戊癸四运，俱为北政之年也。少阴随在不应占者，谓少阴君火客气，随在司天、在泉、左间、右间加临之位，主占其脉不应于诊也。应于诊者，即经曰：少阴之至，其脉钩。不应者，谓脉不钩也。南政之年，少阴司天，则主占两寸不应，在泉则主占两尺不应；厥阴司天，其天左间则少阴，主占右寸不应；太阴司天，其天右间则少阴，主占左寸不应；厥阴在泉，其泉左间则少阴，主占左尺不应；太阴在泉，其泉右间则少阴，主占右尺不应，此皆在客气少阴之位也。北政之年，则反诊候其不应，皆在客气阳明之位。如少阴司天，则主占两尺不应；在泉则主占两寸不应；厥阴司天，其天左间则少阴，主占左尺不应；太阴司天，其天右间则少阴，主占右尺不应；厥阴在泉，其泉左间则少阴，主占右寸不应；太阴在泉，其泉右间则少阴，主占左寸不应。然南政十二年，北政四十八年，其南政候以正诊，北政候以反诊，应与不应之理，熟玩经文，总令人难解，姑存经义，以待后之贤者参详可也。不应之部不应者，则为得其气而和也。不应之部响应者。则为违其气而病也。应左而右，应右而左者，则为非其位。应上而下，应下而上者，则为失其位，皆主病也，而有微甚之别。甚者即尺寸反阴阳交也，谓少阴之脉，当寸不应反见于尺，当尺不应反见于寸，是为尺寸反，子、午、卯、酉年有之；少阴之脉，当左不应，反见于右，当右不应，反见于左，是为阴阳交，辰、戌、丑、未、寅、申、巳、亥年有之。皆主死，故曰命难也。

第二章　五运六气的推演

十一、客主加临

什么是客主加临？"临"是会合、交合的意思。客主加临是指客气和主气相合相加、相交相临在一起来主导一年的气运。将每年轮值主岁的客气加临在固定不动主四时的主气上面，就是客主加临。在天的客气和在地的主气虽然有上和下的区别、动和静的不同，但是它们之间的相互关系是非常密切的。固定主时的主气是用以规范一年四季常态的，而年年轮值变换的客气是用以观测每年不同变化的。用客气主气相加交合相临的方法，将主气与客气相加结合起来，有助于观察常态不变的主气排列顺序和轮转变化的客气之间顺逆的不同，从而加以分析推算这些变化所产生的各种现象以及天气气候的常态与复杂变化对人体的影响。

客气与主气上下相互加临之后会产生什么样的结果呢？它们之间又会有什么规律呢？《素问·五运行大论》中说："气相得则和，不相得则病。"这就是说，首先要观察主气与客气之间的五行相生相克的关系。如果客气与主气之间是彼此相生的，或客气与主气二气相同，或客气克主气，则为相得，属于顺，会气运平和。如果是客气与主气彼此相克，特别是主气克客气时，则为不相得，属于逆，会产生疾病。

如果客气的少阴君火加临于主气的少阳相火之上，二者都属于火，二火同气是属顺吗？当然不一定。二者都属于火，这样就无法用五行相生相克的规律来解释了，但是它们的位置是可以加以区别的。《素问·六微旨大论》中说："君位臣则顺，臣位君则逆。"也就是说，如果是客气的少阴君火加临于主气的少阳相火，这就是君位臣，为相得，属于顺；如果客气是少阳相火加临于主气的少阴君火之上，这就是臣位君，为不相得，属于逆。

气化的顺逆虽然有这样那样的说法，但是它们有一个共同点，就是当客气的力量胜过主气的力量时，属于相得，为顺，为平和；当主气的力量胜过客气的力量时，属于不相得，为逆，为病。《素问·至真要大论》中说："主胜逆，客胜从。"如果主气克胜了客气则为逆，如果客气克胜了主气则为顺。因为主气是主四时节气的，它所主的是一年时令节气的常态，而这个常态是固定不动的，不会发生变化，是岁气中的常气。而客气是主岁的，它所主的是一年之中时令节气的异常变化，每年都在流转变动，是一年岁气中时令节气的短暂变化。也就是说，主气是固定不变的，而客气是永远变动但来去比较短暂的。如果是永远不动的主气克制了短暂变动的客气，那么客气在主理气机的这一段时间就无法起作用了。因此，宁可使客气克制了主气，也不要使主气克制了客气。客气主时的时间短暂，它虽然有一时的克制胜出之气，但是转瞬间就会过去，这就是为什么说客气克胜主气的时候为顺的原因了。

客气与主气之间是怎样相加、相交、相临的呢？加临的第一步是从哪里开始的呢？它又是怎样逐步推演排列的呢？这就需要我们首先确定每一年客气的司天是什么，确定所在之年是什么气运司天是推演客主加临最重要的一步。《素问·天元纪大论》中说："子午之岁，上见少阴；丑未之岁，上见太阴；寅申之岁，上见少阳；卯酉之岁，上见阳明；辰戌之岁，上见太阳；巳亥之岁，上见厥阴……厥阴之上，风气主之；少阴之上，热气主之；太阴之上，湿土主之；少阳之上，相火主之；阳明之上，燥气主之；太阳之上，寒气主之。所谓本也，是谓六元。"这里所说的"上"是指司天而言，"主之"是指司天所主之气。风、热、湿、火、燥、寒是三阴三阳的本气元气，故称为"六元"。也就是说，凡是逢遇子年、午年都是少阴君火司天，所主之气是热气；凡是逢遇丑年、未年都是太阴湿土司天，所主之气是湿土之气；凡是逢遇寅年、申年都是少阳相火司天，所主之气是火气；凡是逢遇卯年、酉年都是阳明燥金司天，所主之气是燥气；凡是逢遇辰年、戌年都是太阳寒水司天，所主之气是寒去；凡是逢遇巳年、亥年都是厥阴风木司天，所主之气是风气。将每年司天的客气加临在主气的三之气上面，并将其余的五气按照三阴三阳的顺序推演排列，就可以完成所在之年客主加临的气运排列。为了更加方便观察这十二年的气运，通常将地支年的客主加临以及它们相得、不相得的顺逆关系都推演出来，以便于临床上观察和使用。

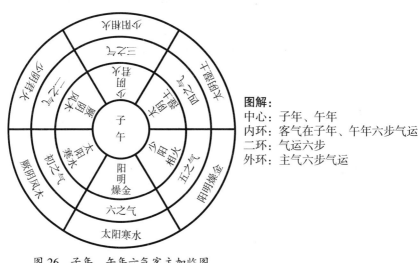

图解：
中心：子年、午年
内环：客气在子年、午年六步气运
二环：气运六步
外环：主气六步气运

图 26　子年、午年六气客主加临图

子年、午年：少阴君火司天，阳明燥金在泉。初之气，主气厥阴风木，客气太阳寒水，客主加临，水生木，客气生主气，为相得，主顺。二之气，主气少阴君火，客气厥阴风木，客主加临，木生火，客气生主气，为相得，主顺。三之气，主气少阳相火，客气少阴君火，客主加临，二火同气，君位臣，为相得，主顺。四之气，主气太阴湿土，客气太阴湿土，客主加临，二土同气，为相得。主顺。五之气，主气阳明燥金，客气少阳相火，客主加临，火克金，客气克主气，为相得，主顺。六之气，主气太阳寒水，客气阳明燥金，客主加临，金生水，客气生主气，为相得，主顺（见图26）。

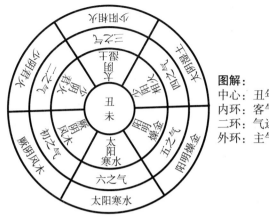

图解：
中心：丑年、未年
内环：客气在丑年、未年六步气运
二环：气运六步
外环：主气六步气运

图 27　丑年、未年六气客主加临图

丑年、未年：太阴湿土司天，太阳寒水在泉。初之气，主气厥阴风木，客气厥阴风木，客主加临，二木同气，为相得，主顺。二之气，主气少阴君火，客气少阴君火，客主加临，二火同气，为相得，主顺。三之气，主气少阳相火，客气太阴湿土，客主加临，火生土，主气生客气，为相得，主顺。四之气，主气太阴湿土，客气少阳相火，客主加临，火生土，客气生主气，为相得，主顺。五之气，主气阳明燥金，客气阳明燥金，客主加临，二金同气，为相得，主顺。六之气，主气太阳寒水，客气太阳寒水，客主加临，二水同气，为相得，主顺（见图27）。

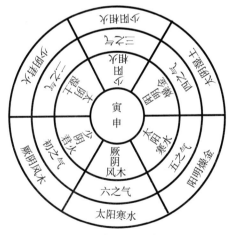

图解：
中心：寅年、申年
内环：客气在寅年、申年六步气运
二环：气运六步
外环：主气六步气运

图 28　寅年、申年六气客主加临图

寅年、申年：少阳相火司天，厥阴风木在泉。初之气，主气厥阴风木，客气少阴君火，客主加临，木生火，主气生客气，为相得，主顺。二之气，主气少阴君火，客气太阴湿土，客主加临，火生土，主气生客气，为相得，主顺。三之气，主气少阳相火，客气少阳相火，客主加临，二火同气，为相得，主顺。四之气，主气太阴湿土，客气阳明燥金，客主加临，土生金主气生客气，为相得，主顺。五之气，主气阳明燥金，客气太阳寒水，客主加临，金生水，主气生客气，为相得，主顺。六之气，主气太阳寒水，客气厥阴风木，客主加临，水生木，主气生客气，为相得，主顺（见图28）。

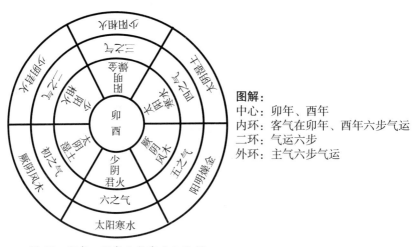

图解：
中心：卯年、酉年
内环：客气在卯年、酉年六步气运
二环：气运六步
外环：主气六步气运

图29　卯年、酉年六气客主加临图

　　卯年、酉年：阳明燥金司天，少阴君火在泉。初之气，主气厥阴风木，客气太阴湿土，客主加临，木克土，主气克客气，为不相得，主逆。二之气，主气少阴君火，客气少阳相火，客主加临，二火同气，但是臣位君，为不相得，主逆。三之气，主气少阳相火，客气阳明燥金，客主加临，火克金，主气克客气，为不相得，主逆。四之气，主气太阴湿土，客气太阳寒水，客主加临，土克水，主气克客气，为不相得，主逆。五之气，主气阳明燥金，客气厥阴风木，客主加临，金克木，主气克客气，为不相得，主逆。六之气，主气太阳寒水，客气少阴君火，客主加临，水克火，主气克客气，为不相得，主逆（见图29）。

　　辰年、戌年：太阳寒水司天，太阴湿土在泉。初之气，主气厥阴风木，客气少阳相火，客主加临，木生火，主气生客气，为相得，主顺。二之气，

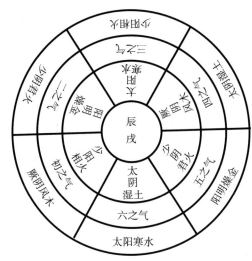

图解：
中心：辰年、戌年
内环：客气在辰年、戌年六步气运
二环：气运六步
外环：主气六步气运

图 30　辰年、戌年六气客主加临图

主气少阴君火，客气阳明燥金，客主加临，火克金主气克客气，为不相得，主逆。三之气，主气少阳相火，客气太阳寒水，客主加临，水克火，客气克主气，为相得，主顺。四之气，主气太阴湿土，客气厥阴风木，客主加临，木克土，客气克主气，为相得，主顺。五之气，主气阳明燥金，客气少阴君火，客主加临，火克金，客气克主气，为相得，主顺。六之气，主气太阳寒水，客气太阴湿土，客主加临，土克水，客气克主气，为相得，主顺（见图 30）。

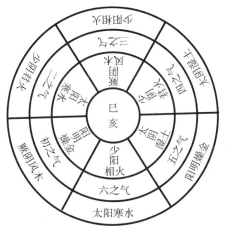

图解：
中心：巳年、亥年
内环：客气在巳年、亥年六步气运
二环：气运六步
外环：主气六步气运

图 31　巳年、亥年六气客主加临图

巳年、亥年：厥阴风木司天，少阳相火在泉。初之气，主气厥阴风木，客气阳明燥金，客主加临，金克木，客气克主气，为相得，主顺。二之气，主气少阴君火，客气太阳寒水，客主加临，水克火，客气克主气，为相得，主顺。三之气，主气少阳相火，客气厥阴风木，客主加临，木生火，客气生主气，为相得，主顺。四之气，主气太阴湿土，客气少阴君火，客主加临，火生土，客气生主气，为相得，主顺。五之气，主气阳明燥金，客气太阴湿土，客主加临，土生金，客气生主气，为相得，主顺。六之气，主气太阳寒水，客气少阳相火，客主加临，水克火，主气克客气，为不相得，主逆（见图31）。

通过以上排列顺序就可以明确观察到主气的客气和主时的主气在每一年的六步相临中，上下相交、错综互见，从而完成这一年的气象变化过程，并且以每六年作为一个周期，每年轮转一次。根据客气和主气相结合后发生相得或不相得的表现，还可以推测这一年各种疾病的产生、病情发展的顺逆，以便提前确定各种病症的治疗原则，预防各种疾病的发生。

十二、干支相合、运气同化

天干和地支相互配合在一起时又称为甲子。天干在上，地支在下，把天干、地支依次相合并且各自相加，就会产生一组新的排到组合。《素问·六微旨大论》中说："天气始于甲，地气始于子，子甲相合，名曰气立，谨候其时，气可与期。"这就是说，推演天气的天干有十个，而推演十干的顺序是从甲开始的。推演地气的地支有十二个，而推演十二地支的顺序是从子开始的。把天干的甲和地支的子相互配合在一起作为开始，并依次把其他天干和地支相互配合，一直到天干的癸和地支的亥相配合后，就完成了一个排列组合，这就是整六十年，也称为甲子一周。这种推演岁气的方法，就是建立在干支甲子的顺序排列上面的。

天干地支相互配合的方法是阳干与阳支相配合，阴干与阴支相配合，即甲、丙、戊、庚、壬这五个阳干和子、寅、辰、午、申、戌这六个阳支相配合，乙、丁、己、辛、癸这五个阴干和丑、卯、巳、未、酉、亥这六个阴支相配合。天地五行这样依次相互交配，天干的十个位与地支的十二个位相配合，天干往复推演六次，地支往复推演五次，五行之中又各自具有五行，从而构成了六十甲子的一周轮转。由六十甲子推断天地之气，也就可以明确观察它们的变化了，这就像《素问·天元纪大论》中说的那样："天以六为节，地以五为制。周天气者，六期为一备；终地纪者，五岁为一周。五六相合，而七百二十气为一纪，凡三十岁；千四百四十气，凡六十岁而为一周，不及太过，斯皆见矣。"

天数是五，而天是五阴五阳，故形成了十个天干。十干为阳，主天。地数是六，而地是六阴六阳，故形成了十二地支。十二支为阴，主地。"天以六为节"，即十个天干往复轮回周转六次，故称"周天者六"。"地以五为制"，即十二个地支往复轮回周转五次，故称"终地纪者五"。也就是说，六气司天需要六年才能循环一周，五运制地需要五年才能循环一周。五运和六气相合之后，一共是三十年，共有七百二十个节气，又称为一纪。如果经过了一千四百四十个节气，即六十年，这时天干地支相会了一周，故又称为六十甲子一周。在这一周期中，所有五运六气的上下相临都在这里了。而由此产生的不及、太过、顺逆、胜复等各种变化，也都可以显现出来。这种天干六周、地支五转的干支五六相合，也就构成了甲子理论的基本要素。

五运和六气在运用时是要相互配合的。它的配合方式就是以干支为基础，因为"天干取运，地支配气"。甲子的天干所主的是五运的盛衰，甲子的地支所司的是六气的变化，故天干和地支的配合就代表了运和气的结合。每年的年号都是一个天干地支的组合，而运气结合运用的法则就是以干支甲子来推演的。这种干支的纪年法把五运六气与干支结合起来，并且运用阴阳干支配合的甲子推演计算，根据运与气相临的顺逆情况，就可以推演五运六气的太过不及、运与气的盛衰以及它们之间相互制约的关系，从而明确认识气候的复杂变化与疾病产生的原因，以及对人体的影响和引发疾病的情况，为临床治疗和预防疾病提供了充实的理论。

天干所主的是每年的五运，地支所主的是每年的六气，五运和六气在每一年都会交合在一起。天干主运的五步气运分管于五季而成为每年不变的常态。五运交司的时刻分别为初运角在大寒日，二运徵在春分后十三日，三运宫在芒种后十日，四运商在处暑后七日，五运羽在立冬后十三日。地支主气的六气也是每年不变的常态。六气交司的时刻分别为初之气厥阴风木在大寒日，二之气少阴君火在春分日，三之气少阳相火在小满日，四之气太阴湿土在大暑日，五之气阳明燥金在秋分日，六之气太阳寒水在小雪日。然而，当五运与地支相合之后，它在每年初运大寒日的交司时刻就会有所变化。

地支中寅、午、戌、辰、申、子是六个阳年，其中寅是阳木，午是阳火，辰、戌是阳土，申是阳金，子是阳水，它们在五行中都属于阳。地支中卯、巳、丑、未、酉、亥是六个阴年，其中卯是阴木，巳是阴火，丑、未是阴土，酉是阴金，亥是阴水，它们在五行中都属于阴。五运凡是与阳年相合的初运都会起自于阳时，故申、子、辰三个阳年都起自于大寒的寅时，寅、午、戌三个阳年都起自于大寒的申时。五运凡是与阴年相合的初运都会起自于阴时，故巳、酉、丑三个阴年都起自于大寒的巳时，亥、卯、未三个阴年都起自于大寒的亥时。如果按照寅、午、戌、辰、申、子六阳年和卯、巳、丑、未、酉、亥六阴年共十二年的交司时刻，可将其分为申年、巳年、寅年、亥年，子年、酉年、午年、卯年，辰年、丑年、戌年、未年三组，每组各四年。如果再把每年各自的五运按照每组四年的顺序从上到下排列，就可以看到，在申、巳、寅、亥四年中，申年的初运角和二运徵都是在寅时交司，三运宫和四运商都是在卯时交司，五运羽是在辰时交司；巳年的初运角和二运徵都是在巳时交司，三运宫和四运商都是在午时交司，五运羽是在未时交司；寅年的初运角和二运徵都是在申时交司，三运宫和四运商都是在酉时交司，五运羽是在戌时交司；亥年的初运角和二运徵都是在亥时交司，三运宫和四运商都是在子时交司，五运羽是在丑时交司。在子、酉、午、卯四年中，子年的初运角和二运徵都是在寅时交司，三运宫和四运商都是在卯时交司，五运羽是在辰时交司；酉年的初运角和二运徵都是在巳时交司，三运宫和四运商都是在午时交司，五运羽是在未时交司；午年的初运角和二运徵都是在申时交司，三运宫和四运商都是在酉时交司，五运羽是在戌时交司；卯年的初运角和二运徵都是在亥时交司，三运宫和四运商都是在子时交司，五运羽是在丑时交司。在辰、丑、戌、未四年中，辰年的初运角和二运徵都是在寅时交司，三运宫和四运商都是在卯时交司，五运羽是在辰时交司；丑年的初运角和二运徵都是在巳时交司，三运宫和四运商都是在午时交司，五运羽是在未时交司；戌年的初运角和二运徵都是在申时交司，三运宫和四运商都是在酉时交司，五运羽是在戌时交司；未年的初运角和二运徵都是在亥时交司，三运宫和四运商都是在子时交司，五运羽是在丑时交司。

这样就形成了一个规律：地支年每年五运的初运角和二运徵都是在同一个时辰交司，三运宫和四运商也是在同一个时辰交司，而五运羽都是在单独的一个时辰交司。由此又可以把这十二年分成四组，每组三年，申、子、辰年为一组，巳、酉、丑年为一组，寅、午、戌年为一组，亥、卯、未年为一组。在每一组的三年中，五运交司的时辰都是相同的。同时观察申、巳、寅、亥年，子、酉、午、卯年，辰、丑、戌、未年这样每四年的交司时辰，可发现其是按照寅、卯、辰、巳、午、未、申、酉、戌、亥、子、丑的顺序排列的。特别要注意的是，四年中交司的时刻从寅到丑的顺序，和一年中月建的顺序相同，因此五运推移而司六气的道理，从这里就可以得到充分论证。

那什么是运气同化呢？运气同化就是运和气与同类相遇之后而化合，是岁运和岁气同类相合而合化的特殊关系，这种关系是影响该年气候与发病的重要因素之一。运和气相互配合，在这一甲子六十年的变化中，一共有二十六年的同化关系发生。同化是指无论是运还是气，只要它们彼此同一性质而相遇时，一定会产生同一性质的变化以及同一种气象反应，如木同风化、火同热化、土同湿化、金同燥化、水同寒化。但是在运气里还有太过或不及，同天化或同地化等不同。《素问·六元正纪大论》中说："太过同天化者三，不及同天化者亦三；太过同地化者三，不及同地化者亦三。此凡二十四岁也。"这里所说的"同天化"就是岁运与司天相同，"同地化"就是岁运与在泉相同。

岁运与司天同化的时候，它的太过、不及各有三种类型，即岁运太过与司天同化的有三类，岁运不及与司天同化的也有三类。岁运与在泉同化的时候，它的太过、不及也各有三种类型，即岁运太过与在泉同化的有三类，岁运不及与在泉同化的也有三类。这样一共有二十四年，如果是按照岁运、年支、司天之气的五行属性来说明的，则是天符、岁会、太乙天符的不同年份。如果是岁运、年支的太过或不及，也就是按照干支的阴阳属性来和岁运与在泉之气相合而确定的，则是同天符、同岁会。另外，根据主运和客运、主气和客气相临时的互为生克、互为消长的顺逆情况，又可以分为顺化、天刑、小逆、不和等各种变化。总的来说，这些都是用来归纳和分析气候的异常变化以及人体在特定时间感受病邪后发病程度轻重的方法。

十三、天符、岁会、同天符、同岁会、太乙天符

（一）天符

《素问·六元正纪大论》中说："五运行同天化者，命曰天符。"而在《素问·天元纪大论》中说："应天为天符。"这二者都是说通主一年的中运与司天之气的属性是相同的，中运与司天之气相应一致，而符合同化的就称为"天符"。在六十年中，中运与司天之气相符合而同化的，一共有十二年，分别为己丑、己未、戊寅、戊申、戊子、戊午、乙卯、乙酉、丁巳、丁亥、丙辰、丙戌年。

《素问·六微旨大论》中说："土运之岁，上见太阴；火运之岁，上见少阳少阴；金运之岁，上见阳明；木运之岁，上见厥阴；水运之岁，上见太阳。奈何？曰：天之与会也，故《天元玉册》曰天符。"这里所说的"上见"就是指司天之气，而"天之与会"是指司天之气与中运相会合。其中，"土运之岁，上见太阴"是指己丑、己未年。己年的中运是土运，而丑年、未年是太阴湿土司天。己年的土运和丑年、未年的湿土相合相临而同化，就成了天符之年。"火运之岁，上见少阳少阴"是指戊寅、戊申、戊子、戊午年。戊年的中运是火运，而寅年、申年是少阳相火司天，子年、午年是少阴君火司天。戊年的火运和寅年、申年的相火以及子年、午年的君火相合相临而同化，就成了天符之年。"金运之岁，上见阳明"是指乙卯、乙酉年。乙年的中运是金运，而卯年、酉年是阳明燥金司天。乙年的金运和卯年、酉年的燥金相合相临而同化，就成了天符之年。"木运之岁，上见厥阴"，是指丁巳、丁亥年。丁年的中运是木运，而是巳年、亥年是厥阴风木司天。丁年的木运和巳年、亥年的风木相合相临而同化，

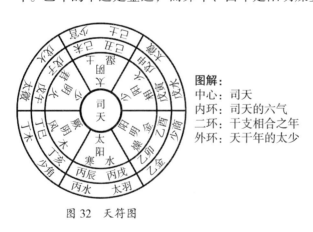

图解：
中心：司天
内环：司天的六气
二环：干支相合之年
外环：天干年的太少

图 32　天符图

就成了天符之年。"水运之岁，上见太阳"是指丙辰、丙戌年。丙年的中运是水运，而辰年、戌年是太阳寒水司天。丙年的水运和辰年、戌年的寒水相合相临而同化，就成了天符之年（见图32）。

《素问·六元正纪大论》中又说："戊子、戊午，太徵上临少阴；戊寅、戊申，太徵上临少阳；丙辰、丙戌，太羽上临太阳，如是者三。丁巳、丁亥，少角上临厥阴；乙卯、乙酉，少商上临阳明；己丑、己未，少宫上临太阴，如是者三。"这里所说的"上"是指司天，"上临"是指天运相临，中运与司天同化。也就是说，戊子、戊午年是戊年的火运太过，上临子年、午年的少阴君火司天。戊寅、戊申年是戊年的火运太过，上临寅年、申年的少阳相火司天。丙辰、丙戌年是丙年的水运太过，上临辰年、戌年的太阳寒水司天。这是中运太过与司天一致的三类。丁巳、丁亥年是丁年的木运不及，上临巳年、亥年的厥阴风木司天。乙卯、乙酉年是乙年的金运不及，上临卯年、酉年的阳明燥金司天。己丑、己未年是己年的土运不及，上临丑年、未年的太阴湿土司天。这是中运不及与司天一致的三类。《素问·六元正纪大论》中说："太过不及，皆曰天符，而变行有多少，病形有微甚，生死有早晏耳。"由此可以看出，无论是中运太过还是不及，只要是中运与司天之气的属性一致，相同相符，都属于"天符"之年，只不过其中运行时的变化有多少，而病情有轻重的不同。

在天符之年感受病邪伤害的，邪气所中之人都是被司天之气侵犯的。"天符为执法"，故天符又称为"中执法"。司天属阳，而阳性速猛，天符之年的邪气又是邪盛在上的，《素问·六微旨大论》中说："中执法者，其病速而危。"因此这几年感受到邪气而发病时，病情大多是急速而危重的。

（二）岁会

《素问·天元纪大论》中说："承岁为岁值。"岁值就是岁会，是中运与年支之气相同。也就是说，通主一年的中运之气和年支的五行属性相合，同时又得到了五方的正位，称为"岁会"，一共有八年，分别为丁卯、戊午、乙酉、丙子、甲辰、甲戌、己丑、己未年。

《素问·六微旨大论》中说："木运临卯，火运临午，土运临四季，金运临酉，水运临子，所谓岁会，气之平也。"其中，"木运临卯"指的是丁卯年。丁是木运，而卯位在东方属木，故丁年的中运和卯年的木位五行属

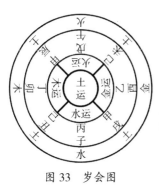

图解：
中心：土运，四条间隔线是土运的四个支年
内环：木、火、金、水四运
二环：对应各运的干支年
外环：对应的五行分布

图33 岁会图

性相合相临，就成了岁会之年。"火运临午"指的是戊午年。戊是火运，而午位在南方属火，故戊年的中运和午年的火位五行属性相合相临，就成了岁会之年。"金运临酉"指的是乙酉年。乙是金运，而酉位在西方属金，故乙年的中运和酉年的金位五行属性相合相临，就成了岁会之年。"水运临子"指的是丙子年。丙是水运，而子位在北方属水，故丙年的中运和子年的水位五行属性相合相临，就成了岁会之年。这就是"四正支"。子午为经，卯酉为纬。在一年四季中，子居于正北方，为仲冬；午居于正南方，为仲夏；卯居于正东方，为仲春；酉居于正西方，为仲秋。子午卯酉与南北东西经纬相对，故称其为"四正支"。四正支与中运相合相临的四年，称为"四直承岁"。"土运临四季"指的是甲辰、甲戌、己丑、己未年。甲年、己年的中运都是土运，而辰、戌、丑、未分布在四个季月，辰是季春，戌是季秋，丑是季冬，未是季夏，它们都属土并且寄旺于四支。故甲年、己年的中运和辰、戌、丑、未四年的土位五行属性相合相临，就成了岁会之年，又称为"四维"（见图33）。

四正支和四维相加相合之后，一共有八年。这八年都是本运相临于本气，而本气上承于本运之年。因此，不分阴年和阳年，只要是四正支和四维与中运相合相临，都称为"岁会之年"。岁会之年也是平气之年。如果在岁会之年感受了病邪，邪气所中之人是被地支之气侵犯的。"岁会为行令"，故岁会又称为"中行令"。由于地支之气分属于八方，所以岁会之年的邪气大多上下阴阳相佐，如同平气。《素问·六微旨大论》中说："中行令者，其病徐而特。""特"是指相持时间长久。意思是说，这些年感邪后发病时，大多病情发作比较徐缓，但是由于正邪相持不下，所以病情可能会持久并且难以痊愈。

（三）同天符

凡是逢遇阳年，年支都属于太过，也就是说当天干地支的属性都是阳年的时候，也是太过的中运之气的属性与在泉之气的属性相同、相合、相临的时候，这就称为"同天符"，一共有六年，分别为甲辰、甲戌、壬寅、壬申、庚子、庚午年。

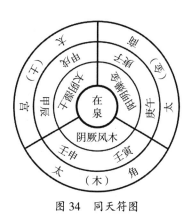

图34　同天符图

《素问·六元正纪大论》中说："太过而同地化者三"，"甲辰、甲戌太宫下加太阴，壬寅、壬申太角下加厥阴，庚子、庚午太商下加阳明，如是者三"。又曰："加者何谓""太过而加同天符"。这就是说，在三个太过之年中，太过的中运下加于在泉并且与在泉的属性相同的都属于"同天符"之年。

甲辰、甲戌年：甲是太宫，中运属于土运太过。而辰年、戌年都是属于阳支，它们的客气是太阴湿土在泉。以甲土太宫下加于辰年戌年在泉的太阴湿土，就是土运与湿土之气相合相临而同化，成了同天符之年。

壬寅、壬申年：壬是太角，中运属于木运太过。而寅年、申年都是属于阳支。它们的客气是厥阴风木在泉。以壬木太角下加于寅年、申年在泉的厥阴风木，就是木运与风木之气相合相临而同化，成了同天符之年。

庚子、庚午年：庚是太商，中运属于金运太过。而子年、午年都是属于阳支。它们的客气是阳明燥金在泉。以庚金太商下加于子年、午年在泉的阳明燥金，就是金运与燥金之气相合相临而同化。成了同天符之年（见图34）。

同天符一共有六年，在这六年中，太宫、太角、太商都属于中运的太过之年，它们加临于都是阳支并且属性相同的在泉之气。阳年不同的中运之气与客气不同的在泉之气相符、相同、相合、相加，因而称为"同天符"。

（四）同岁会

凡是逢遇阴年，年支都属于不及，也就是说当天干地支的属性都是阴年的时候，也是不及的中运之气的属性与在泉之气的属性相同、相合、相临的时候，这就称为"同岁会"，一共有六年，分别为癸巳、癸亥、辛丑、辛未、癸卯、癸酉年。

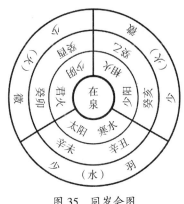

图 35 同岁会图

《素问·六元正纪大论》中说:"不及而同化地者三","癸巳、癸亥,少徵下加少阳,辛丑、辛未,少羽下加太阳,癸卯、癸酉,少徵下加少阴,如是者三","不及而加同岁会也"。这就是说,在三个不及之年中,不及的中运下加于在泉并且与在泉的属性相同的都是属于"同岁会"之年。

癸巳、癸亥年: 癸是少徵,中运属于火运不及。而巳年、亥年都是属于阴支,它们的客气都是少阳相火在泉。以癸火少徵下加于巳年、亥年在泉的少阳相火,就是火运与相火之气相合相临而同化,成了同岁会之年。

辛丑、辛未年: 辛是少羽,中运属于水运不及。而丑年、未年都是属于阴支,它们的客气都是太阳寒水在泉。以辛水少羽下加于丑年未年在泉的太阳寒水,就是水运与寒水之气相合相临而同化,成了同岁会之年。

癸卯、癸酉年: 癸是少徵,中运属于火运不及。而卯年、酉年都是属于阴支,它们的客气都是少阴君火在泉。以癸火少徵下加于卯年、酉年在泉的少阴君火,就是火运与君火之气相合相临而同化,成了同岁会之年(见图35)。

同岁会共有六年,在这六年中,少徵、少羽都是属于中运的不及之年。这三个不及的水火之运分别会合于都是阴支并且属性相同的在泉的水火之气。阴年不同的中运之气与客气不同的在泉之气相合、相会、相临、相加、相同,因而称为"同岁会"。

(五)太乙天符

如果逢遇了天符,同时又逢遇了岁会,即天气、中运、岁会三者之气都会合在一起了,则称为"太乙天符"。

《素问·六微旨大论》中说:"天符岁会如何?曰:太乙天符之会也。"这就是说,如果天符岁会相合相会在一起,即中运、司天、岁支之气都相合在一起,则称为"太乙天符"。对于戊午、乙酉、己丑、己未年,天符的十二年中有它们,岁会的八年中也有它们,因此这四年就称为"太乙天符"。

己丑、己未年：己的中运是土运，而丑年、未年的客气都是太阴湿土司天，同时丑、未在五行中又都是属土。这就是中运、司天、四维相合、相会、相加、相临的太乙天符之年。

乙酉年：乙的中运是金运，而酉年的客气是阳明燥金司天，同时酉在五行中又是西方的金位。这就是中运、司天、四正支相合、相会、相加、相临的太乙天符之年。

戊午年：戊的中运是火运，而午年的客气是少阴君火司天，同时午在五行中又是属于南方的火位。这就是中运、司天、四正支相合、相会、相加、相临的太乙天符之年。

以上四年都是三气会合，也就是"三合为治"的太乙天符之年。在太乙天符之年感受了病邪，邪气所中之人是被中运、司天、岁支之气共同侵犯的。《素问·六微旨大论》中有"太乙天符为贵人"之说，故太乙天符又称为"中贵人"。这是天地之气，即中运、司天、岁支之气俱犯，邪气盛盈于上下。《素问·六微旨大论》中说："中贵人者，其病暴而死。"意思是说，这四年邪气最盛，病症大多会暴发而且容易造成死亡。

附：1.《医宗金鉴·运气心法要诀·天符太乙天符岁会同天符同岁会歌》

天符太乙天符岁会同天符同岁会歌

天符中运同天气，岁会本运临本支，
四正四维皆岁会，太乙天符符会俱。
同天符与同岁会，泉同中运即同司，
阴岁名曰同岁会，阳年同天符所知。

【注】天符者，谓中运与司天之气同一气也。如木运木司天，丁巳、丁亥也；火运火司天，戊子、戊午、戊寅、戊申也；土运土司天，己丑、己未也；金运金司天，乙卯、乙酉也；水运水司天，丙辰、丙戌也，共十二年。岁会者，谓本运临本支之位也。如木运临卯，丁卯年也；火运临午，戊午年也；金运临酉，乙酉年也；水运临子，丙子年也，此是四正。土运临四季，甲辰、甲戌、己丑、己未也，此是四维，共八年。太乙天符者，谓天符之年，又是岁会，是天气、运气、岁支三者俱会也。如己丑、己未，中运之土，与司天土同气，又土运临丑未也。乙酉中运之金，与司天金同气，又金运临酉也。戊午中运之火，与司天火同气，又火运临午也。共四年。同天符、同岁会者，谓在泉之气，与

中运之气，同一气也。以阳年名曰：同天符，如木运木在泉，壬寅、壬申也；土运土在泉，甲辰、甲戌也；金运金在泉，庚子、庚午也。以阴年名曰：同岁会，如水运水在泉，辛丑、辛未也；火运火在泉，癸卯、癸酉、癸巳、癸亥也，共十二年。此气运符会之不同，人不可不知也。右天符十二年，太乙天符四年，岁会八年，同天符六年，同岁会六年。然太乙天符四年，已同在天符十二年中矣。岁会八年，亦有四年同在天符中矣。合而言之，六十年中只得二十八年也。

2.《医宗金鉴·运气心法要诀·执法行令贵人歌》

执法行令贵人歌

天符执法犯司天，岁会行令犯在泉，

太乙贵人犯天地，速危徐持暴死占。

二火相临虽相得，然有君臣顺逆嫌，

顺则病远其害小，逆则病近害速缠。

【注】邪之中人，在天符之年，名曰中执法，是犯司天天气。天，阳也；阳性速，故其病速而危也。邪之中人在岁会之年，名曰中行令，是犯在泉地气。地，阴也；阴性徐，故其病徐而持也。邪之中人在太乙天符之年，名曰中贵人，是犯司天、在泉之气。天地之气俱犯，故其病暴而死也。二火，君火、相火也，虽同气相得，然有君臣顺逆之嫌，不可不知也。君火，君也；相火，臣也，二火相临，谓司天加临中运六步，客主加临，君火在上，相火在下，为君临臣则顺，顺则病远，其害小也。相火在上，君火在下，为臣犯君则逆，逆则病近，其害速也。

十四、顺化、天刑、小逆、不和

（一）顺化

顺化是指司天之气和通主一年的中运之气相合相生，由于天气在上，而司天之气生中运是以上生下，所以称为"顺化"。在六十年中，共有十二年是司天之气生中运，属于天气相得的岁年，也就是天气中运相生的岁年。这十二年分别为癸巳、癸亥、甲子、甲午、甲寅、甲申、乙丑、乙未、辛卯、辛酉、壬辰、壬戌年。

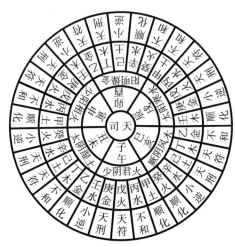

图解：
中间：司天
内环：司天的地支年
二环：司天的六气
三环：天干及其五行属性
外环：气运相合所生的各种表现

图 36　六十年运气上下相临图

癸巳、癸亥年：木生火。巳年、亥年的客气是厥阴风木司天，而癸年的中运是火运，故巳年、亥年司天的风木生癸年中运的火。这就是以上生下的顺化之年。

甲子、甲午、甲寅、甲申年：火生土。子年、午年的客气是少阴君火司天，寅年、申年的客气是少阳相火司天，而甲年的中运是土运，故子年、午年司天的君火和寅年、申年司天的相火生甲年中运的土。这就是以上生下的顺化之年。

乙丑、乙未年：土生金。丑年、未年客气是太阴湿土司天，而乙年的中运是金运，故丑年、未年司天的湿土生乙年中运的金。这就是以上生下的顺化之年。

辛卯、辛酉年：金生水。卯年、酉年的客气是阳明燥金司天，而辛年的中运是水运，故卯年、酉年司天的燥金生辛年中运的水。这就是以上生下的顺化之年。

壬辰、壬戌年：水生木。辰年、戌年的客气是太阳寒水司天，而壬年的中运是木运，故辰年、戌年司天的寒水生壬年中运的木。这就是以上生下的顺化之年（见图36）。

（二）天刑

天刑是指通主一年的中运被司天之气所克，由于司天之气克中运，是以上克下，所以称为"天刑"。在六十年中，共有十二年是司天之气克中运，属于天气不相得，也就是天气中运相克的岁年。这十二年分别为己巳、己亥、辛丑、辛未、戊辰、戊戌、庚子、庚午、庚寅、庚申、丁卯、丁酉年。

己巳、己亥年：木克土。巳年、亥年司天的客气是厥阴风木司天，而己年的中运是土运，故巳年、亥年司天的风木克己年中运的土。这就是以上克下的天刑之年。

辛丑、辛未年：土克水。丑年、未年的客气是太阴湿土司天，而辛年的中运是水运，故丑年、未年司天的湿土克辛年中运的水。这就是以上克下的天刑之年。

戊辰、戊戌年：水克火。辰年、戌年的客气是太阳寒水司天，而戊年的中运是火运，故辰年、戌年司天的寒水克戊年中运的火。这就是以上克下的天刑之年。

庚子、庚午、庚寅、庚申年：火克金。子年、午年的客气是少阴君火司天，寅年、申年的客气是少阳相火司天，而庚年的中运是金运，故子年、午年司天的君火和寅年、申年司天的相火克庚年的中运的金。这就是以上克下的天刑之年。

丁卯、丁酉年：金克木。卯年、酉年的客气是阳明燥金司天，而丁年的中运是木运，故卯年、酉年司天的燥金克丁年中运的木。这就是以上克下的天刑之年。

（三）小逆

小逆是指通主一年的中运与司天之气相生，是中运生司天之气，因为其虽然是相生，但是属于中运生司天之气，以下生上，子居母上，所以称为"小逆"。在六十年中，共有十二年是中运生司天之气，这些值年虽然也可以致病，但病情相对比较轻微。这十二年分别为癸丑、癸未、壬子、壬午、壬寅、壬申、辛巳、辛亥、庚辰、庚戌、己卯、己酉年。

癸丑、癸未年：火生土。癸年的中运是火运，而丑年、未年的客气是太阴湿土司天，故癸年中运的火生丑年、未年司天的湿土。这就是以下生上的小逆之年。

壬子、壬午、壬寅、壬申年：木生火，壬年的中运是木运，而子年、午年的客气是少阴君火司天，寅年、申年的客气是少阳相火司天，故壬年中运的木生子年、午年司天的君火和寅年、申年司天的相火。这就是以下生上的小逆之年。

辛巳、辛亥年：水生木。辛年的中运是水运，而巳年、亥年的客气是厥阴风木司天，故辛年中运的水生巳年、亥年的风木。这就是以下生上的小逆之年。

庚辰、庚戌年：金生水。庚年的中运是金运，而辰年、戌年的客气是太阳寒水司天，故庚年中运的金生辰年、戌年司天的寒水。这就是以下生上的小逆之年。

己卯、己酉年：土生金。己年的中运是土运，而卯年、酉年的客气是阳明燥金司天，故己年中运的土生卯年、酉年司天的燥金。这就是以下生上的小逆之年。

（四）不和

不和是指通主一年的中运与司天之气相克，是中运克司天之气，因为中运克司天属于以下克上，所以称为"不和"。在六十年中，一共有十二年是中运克司天之气，这些值年是不相得的岁年，所主的是发病时呈现病情较重的状况。这十二年分别为乙巳、乙亥、丙子、丙午、丙寅、丙申、丁丑、丁未、癸卯、癸酉、甲辰、甲戌年。

乙巳、乙亥年：金克木。乙年的中运是金运，而巳年、亥年的客气是厥阴风木司天，故乙年中运的金克巳年、亥年司天的风木。这就是以下克上的不和之年。

丙子、丙午、丙寅、丙申年：水克火。丙年的中运是水运，而子年、午年的客气是少阴君火司天，而寅年、申年的客气是少阳相火司天，故丙年中运的水克子年、午年司天的君火和寅年、申年司天的相火。这就是以下克上的不和之年。

丁丑、丁未年：木克土。丁年的中运是木运，而丑年、未年的客气是太阴湿土司天，故丁年中运的木克丑年、未年司天的湿土。这就是以下克上的不和之年。

癸卯、癸酉年：火克金。癸年的中运是火运，而卯年、酉年的客气是阳明燥金司天，故癸年中运的火克卯年、酉年司天的燥金。这就是以下克上的不和之年。

甲辰、甲戌年：土克水。甲年的中运是土运，而辰年、戌年的客气是太阳寒水司天，故甲年中运的土克辰年、戌年司天的寒水。这就是以下克上的不和之年。

要注意的是，运气同化中的相得与不相得和客主加临中的相得与不相得不一样。客主加临中的相得与不相得论述的是主气与客气之间的生克相互关系。它们只管一气，即只管六十日八十七刻半这一气的时间中发生的顺逆状况所导致的是相得还是不相得。而运气同化中的相得与不相得论述的是司天和中运之间的生克相互关系。它们所主管的时间是一年，是在这一年的时间里中运与司天发生的生克、顺逆状况所导致的是相得还是不相得。因此，一定不要混淆这两个相得与不相得，要清楚地区分这一气和一年之间的不同之处，这样才能够真正地认识气与气和气与运之间的不同关系区别，以便在临床诊断中正确运用这些知识，增强诊断的正确性和预判性。

附：《医宗金鉴·运气心法要诀·六十年运气上下相临歌》

六十年运气上下相临歌

客运中运主一岁，客气天泉主半年。

气生中运曰顺化，运被气克天刑言。

运生天气乃小逆，运克司天不和愆。

气运相同天符岁，另有天符岁会参。

【注】客运之初运，即统主一岁之中运也。经曰：甲己之岁，土运统之云云者是也。客气司天之三气六气，即统主上半年；在泉，统主下半年之气也。经曰：岁半以前，天气主之；岁半以后，地气主之者是也。六十年中，运气上下临遇，则有相得、不相得者也。气生中运者，谓司天生中运也。如癸巳、癸亥木生火也，甲子、甲午、甲寅、甲申火生土也，乙丑、乙未土生金也，辛卯、辛酉金生水也，壬辰、壬戌水生木也。六十年中，有此十二年天气生运，以上生下，故名顺化，为相得之岁也。运被气克者，谓司天克中运也。如己巳、己亥木克土也，辛丑、辛未土克水也，戊辰、戊戌水克火也，庚子、庚午、庚寅、庚申火克金也，丁卯、丁酉金克木也。六十年中，有此十二年天气克运，以上克下，故名天刑，为不相得之岁也。运生天气者，谓中运生司天也。如癸丑、

癸未火生土也，壬子、壬午、壬寅、壬申木生火也，辛巳、辛亥水生木也，庚辰、庚戌金生水也，己卯、己酉土生金也。六十年中有此十二年，运生天气，以下生上，虽曰相生，然子居母上，故为小逆而主微病也。运克司天者，谓中运克司天也。如乙巳、乙亥金克木也，丙子、丙午、丙寅、丙申水克火也，丁丑、丁未木克土也，癸卯、癸酉火克金也，甲辰、甲戌土克水也。六十年中有此十二年运克天气，以下克上，故名不和，亦为不相得而主病甚也。

气运相同者，如运气皆木，丁巳、丁亥；运气皆火，戊子、戊午、戊寅、戊申；运气皆土，己丑、己未；运气皆金，乙卯、乙酉；运气皆水，丙辰、丙戌。六十年中有此十二年运气相同，皆天符也。虽曰同气，不无偏胜亢害焉。其太乙天符、岁会等年，另详在后。

第三章 五运六气对临床的指导

十五、在甲子六十年中运与气相合产生的主要症状和用药原则

天干十年，地支十二年，天干起自甲，地支起自子，天干地支相合一周共计六十年。在这六十年中，天干有五个阳干和五个阴干，地支有六个阳支和六个阴支，在天干和地支相结合的时候，阳干与阳支相合，阴干与阴支相合，天干的五个阳干与地支的六个阳支相合后，所表现的都是太过之年。太过之年的运气都是亢盛太过，这样就会伤害到自己所能克制的它气，另一方面因为自己亢盛，还会欺侮克制自己的它气。天干的五个阴干与地支的六个阴支相合之后所表现的都是不及之年。不及之年的气运虚衰，这时就会有胜过自己的胜气乘机欺侮，同时又会有报复胜气的复气发生。另一方面因为自己的虚衰，还会受到自己所克制的它气的侵犯。在地支的六气运行时，又有司天和

在泉的阴阳所属不同的区别，而司天和在泉又会有自己的胜气和复气的发生以及它们被邪气反胜，客气和主气盛衰相胜等不同状况发生。我们将这些变化都归纳罗列出来，并将它们的主要症状以及用药原则进行归纳，以便于临床上观察分析。

在用药方面，我们只是提出了药味的使用原则，但每个药味又有众多不同的属性。如味苦的药，苦药类于火，从火化，但是味苦药又有各自不同的作用，苦寒之药清热，苦燥之药除湿，苦温之药散凉，苦热之药祛寒，苦药养心，苦药泄肺，苦药泻脾降胃，苦药补肾坚肾，苦药疏泄气机，苦药泻火保阴，苦药清热止血，苦药通泻二便等。因此在临床治疗时，医者要按照苦味药的各种不同治疗作用，根据病情选择自己认为最适应病症的药物进行治疗。

在气运相合的归纳中，由于年支的阴阳次序是以子年起始的，所以我们也从地支年的子年作为开始，将各个地支年逐年与天干相合排列推演，这样天干地支相合一周，共计六十年。

附:《医宗金鉴·运气心法要诀·运气亢害承制歌》

运气亢害承制歌

运气亢则皆为害，畏子之制敢不承，
因有承制则生化，亢而无制胜病生。
胜后子报母仇复，被抑屈伏郁病成，
郁极乃发因子弱，待时得位自灾刑。

【注】五运六气太过而极，则谓之亢，亢则必害我所胜者也。假如木亢极，则必害我之所胜之土；土之子金，随起而制木，木畏承受其制，则不敢妄刑彼母也。五行有此承制之道，自相和顺，则生化不病矣。假如木亢盛而无制，则必生胜病；胜病者肝，受病者脾，二经同病也。有胜必有复，有盛必有衰，自然之道也。木盛而后必衰，土之子金，则乘衰必复胜母之仇，是则更生复病也；复病者肺，受病者肝，二经同病也。余脏法此。若木不及，则被金遏抑，屈伏不伸，而木郁之病生也。然被郁极而乃发者，盖以木气不及，不能令子火旺，故不能复也，所以必待其己之得位时而后乃发也；虽发而不为他害，但自为灾病，亦由本气弱耳。故方其未发之时，与胜病同，胜病者肺，郁病者肝，及其已发之时，不复病肺，惟病肝也。余脏法此。此上文以太过释胜，不及释郁病，

非谓一岁之太过不及，则分司之气无胜、复、郁病也。凡太过妄行害彼而病者，皆胜病也。受害子终不能复，郁而发病者，皆郁病也。不及被抑而病者，亦郁病也。被郁待子来报母仇而病者，皆复病也。推此余皆可通也。

（一）子年、午年

凡是地支年逢子年、午年，都是少阴君火司天，阳明燥金在泉（见图37）。

少阴君火司天，司天的火热之气就会向下降临，火热的淫邪行使着它的权利。火克金君火上炎，就会使肺金受到伤害，故可发生胸中烦热、咽喉干燥的病症。君火的炎热和肺金的寒凉相合就会发生寒热交杂的症状。如果是手太阴肺经受到伤害，就会发生肩背、上臂内侧以及锁骨缺盆处的疼痛。肺主皮毛，肺患病就会发生皮肤疮疡，火热之邪伤肺又会引发咳嗽、打喷嚏和鼻衄出血等症状。这些病症都是因为火克金而金不胜火，金被火伤所引发的，其根本病因在肺，因司天的君火所产生的火热之气过于旺盛而致。如果肘内侧的肘横纹中，肱

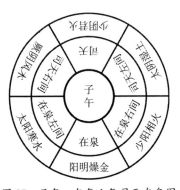

图37　子年、午年六气司天在泉图

二头肌肌腱的桡侧缘的尺泽脉在扪摸时应指不明显，那就说明肺气伤害较严重，属于比较危重的证候。扪摸此动脉是否应手，观察其有无，是因为肺脉的气至于此才会有脉气的搏动，如果脉气的搏动扪摸不清楚甚至消失，就说明肺脏的气机功能损害较重，属于危重证候。

少阴君火司天对应的是阳明燥金在泉，阳明燥金在泉，金气的淫邪偏胜在下，燥邪笼罩着大地，金克木，金气旺盛就会使肝木受伤。足厥阴肝经患病就会出现两胁胀痛、胸肋疼痛致使转侧体位困难。肝与胆相表里，如果足少阳胆经患病，就会出现口苦、咽喉干燥以及足外侧发热等症状。这些病症都是因为阳明燥金的邪气过于旺盛，伤害了肝木所造成的。如果肺金之气因为本身旺盛太过而自伤了，就会出现咳嗽、气喘、经常叹息等症状。

知道了子年、午年少阴君火司天，阳明燥金在泉，那中运的分布又是怎样排列的呢？它们又会产生哪些症状？下面按照角、徵、宫、商、羽的

顺序分别排列推演。

壬子年、壬午年："少阴、太角、阳明、壬子、壬午，其运风鼓，其化鸣紊启坼，其变振拉摧拔，其病支满"。少阴君火司天，中运是太角木运，阳明燥金在泉。壬是太角，属于木运太过，木运太过则风气鼓动。如果木运气化正常，天气就会发出轻柔的风鸣，地气也会开始萌发阳气，万物都会萌芽生长。如果木运异常变动，就会狂风吹动，树木被摧倒折断，甚至会被狂风拔起。太角风木之气太过，人们就会患上胸胁满闷、闷胀不舒等病症。由于这二年的中运是太角木运，所以客运主运都是起自太角（见表4）。

表4　壬子年、壬午年太少相生顺序

主运	太角	少徵	太宫	少商	太羽
客运	太角	少徵	太宫	少商	太羽

戊子年、戊午年："少阴、太徵、阳明，戊子天符，戊午太一天符。其运炎暑，其化暄曜郁燠，其变炎烈沸腾，其病上热血溢"。少阴君火司天，中运是太徵火运，阳明燥金在泉。戊是太徵阳火运，子年、午年都是少阴君火司天。中运的戊火与司天的君火相合而同化，就是"天符"之年。同时午又在南方属火位，午年就是中运、司天、岁支三气相合的"太一天符"之年。戊是太徵，属于火运太过。火运太过就会天气炎热，暑气蒸腾。如果火运的气化正常，天气就会因为过于温暖而产生光照强烈，气温闷热。如果火运异常变动，天气就会火热炎烈，水气就会沸腾弥漫。由于太徵火气太过，而火性炎上，所以热病大多会发生于人体的上部，出现眼目红赤、眼角糜烂、口舌生疮，甚至口鼻出血等病症。由于这二年的中运是太徵火运，所以客运应该起自太徵。生太徵的是少角，故主运起自少角（见表5）。

表5　戊子年、戊午年太少相生顺序

主运	少角	太徵	少宫	太商	少羽
客运	太徵	少宫	太商	少羽	太角

甲子年、甲午年："少阴、太宫、阳明，甲子、甲午。其运阴雨，其化柔润（时雨），其变震惊飘骤，其病中满身重"。少阴君火司天，中运是太宫土运，阳明燥金在泉。甲是太宫，属于土运太过，土运太过就会阴雨多

发。如果土运气化正常，地气就会柔顺而润泽，雨水就会应时降下。如果土运异常变动，就会出现使人震惊的雷电，暴风雨也会突然降临，大地会呈现一派阴雨湿盛的景象。土主湿，其性黏滞，故土气太过使人发病，人们就会患上胃脘满闷不舒、身体沉重等因湿气太盛造成的病症。由于这二年的中运是太宫土运，所以客运应该起自太宫。生太宫的是少徵，生少徵的是太角，故主运起自太角（见表6）。

表6　甲子年、甲午年太少相生顺序

主运	太角	少徵	太宫	少商	太羽
客运	太宫	少商	太羽	少角	太徵

庚子年、庚午年："少阴、太商、阳明，庚子同天符，庚午同天符，同正商。其运凉劲，其化雾露萧飋，其变肃杀凋零，其病下清"。少阴君火司天，中运是太商金运，阳明燥金在泉。庚是太商金运，子年午年都是阳明燥金在泉。金运与在泉的燥金之气相合而同化，就是"同天符"之年，庚年金运太过，但是逢遇子年午年都是少阴君火司天，太过的金运被司天的君火之气所克制，使太过的太商金运变成了正商金的平运。庚是太商，属于金运太过，又逢遇阳明燥金在泉，二气相同，金气本来属于清凉，天气会因此而清肃，凉气劲强。如果金运的气化正常，就会雾露降临，秋风萧飋。如果金运异常变动，就会气候肃杀，草木凋零。金运太过所引发的病症大多会出现二便清泄、下体清冷。由于这二年的中运是太商金运，所以客运应该起自太商。生太商的是少宫，生少宫的是太徵，生太徵的少角，故主运应该起自少角（见表7）。

表7　庚子年、庚午年太少相生顺序

主运	少角	太徵	少宫	太商	少羽
客运	太商	少羽	太角	少徵	太宫

丙子年、丙午年："少阴、太羽、阳明，丙子岁会、丙午。其运寒，其化凝惨凛冽，其变冰雪霜雹，其病寒下"。少阴君火司天，中运是太羽水运，阳明燥金在泉。丙是太羽水运，而子在北方属水，故丙子年就是"水运临子"的"岁会"之年。丙是太羽，属于水运太过。水主寒凉，水运太过就会寒气流行。如果水运气化正常，天气就会水气凝结，阳光暗淡，气

候寒冷。如果水运异常变动，就会有冰雪霜雹降下，使寒冷之气更加严重。由于太羽水运太过，而水主寒冷，同时水性趋下，所以人们大多会患中焦寒冷、下利泄泻、腹部冷痛、手足冰凉等病症。由于这二年的中运是太羽水运，所以客运应该起自太羽。生太羽的是少商，生少商的是太宫，生太宫的是少徵，生少徵的是太角，故主运起自太角（见表8）。

表8　丙子年、丙午年太少相生顺序

主运	太角	少徵	太宫	少商	太羽
客运	太羽	少角	太徵	少宫	太商

以上这十年都是少阴君火司天，阳明燥金在泉，其气化运行会比正常的天时稍早一些。君火司天天气就会明朗，燥金在泉地气就会清肃。君火司天可导致炎暑而热，燥金在泉可导致寒凉而燥，如此这样，二气相合，上火下金，就会导致水火寒热相持在全年的气交之中。火为热，且火性炎上，故热病大多会侵犯人体的上部，出现咳嗽、喘息、咽喉干燥、目红眼赤、鼻塞流涕、口鼻出血等病症。金性寒凉，且寒性趋下，故寒病大多会侵犯人体的下部，出现寒凝胃痛、腹胀、腰痛等病症。治疗时宜用辛味、苦味和甘味的药物。苦味药能够清热泻火，用以清泄司天君火所生的热象。辛味药能够发散行气，辛温风寒，用以温散在泉燥金所生的寒肃之气。同时兼用甘味药，因为甘味属土，土既是火之子，又是金之母，是火和金之间的气味，甘味药能和气补虚，缓急止痛，可以用它调和于二者之间。

那么在子年、午年中，司天、在泉与主气之间是怎样相互关联的？少阴司天，司天的君火相对应的主气是厥阴风木，少阴君火，少阳相火。如果客气胜了就会使火在上焦，热邪居留于头项肌表，出现颈项强硬、肩背发热、头痛耳聋、少气、发热、眼目昏晕等症状。严重者还会出现咳嗽气喘、浮肿、疮疡等病症。如果主气胜了就会火和木同时为邪，导致心肝二经发生病症。如果病在心，就会出现心热、烦躁等症状；如果病在肝，就会出现两胁疼痛、胀满等症状。阳明在泉，在泉的燥金相对应的主气是太阴湿土，阳明燥金，太阳寒水。如果客气胜了就会使清寒之气扰动下焦，出现少腹坚硬胀满而泄泻等症状。如果主气胜了就会使寒气侵入下焦，出现寒气发生于少腹部、腰部沉重、腹部疼痛等症状。如果寒气逆于肠胃，上行于肺经并冲于胸中，就会出现气喘不能久立等症状。

六气在子年、午年中的主气、客气之间是怎样相互关联的？

初之气： 主气是厥阴风木，客气是太阳寒水。由于上一年在泉的少阳相火之气一直到此时还没有彻底完结，所以热象刚刚过去。由于客气是太阳寒水主气，所以寒气开始行使主导作用。阳气被寒气所遏制而郁闭，人们的起居就要谨慎，如果不注意，就会被客气的太阳寒水所主导的寒气所伤害，发生腰部、髋部、臀部疼痛，以及各个关节运动不便利等病症。然而由于少阴君火司天，而且又将逢遇二之气的主气是少阴君火，所以炎热的天气马上就会到来，还要防止身体的内部和外部发生疮疡等症状。

二之气： 主气是少阴君火，客气是厥阴风木。由于主气和司天都是少阴君火，所以客气的厥阴风木与它们相合，会使阳气四布，风气流动。若木和火都与时令相应合，则人们会感觉极为舒服。但是这个时候司天的少阴君火还没有到最旺盛的时候，故寒凉之气会时常发生。由于主气和司天都是君火，所以人们会出现两眼红赤、视物不清、小便不利等病症。如果气分郁闭上焦，还会出现发热等症状。

三之气： 主气是少阳相火，客气是少阴君火。主气的少阳相火与客气、司天的少阴君火相合，会使火气旺盛。火气太过旺盛就会物极必反，水克火，热极就会生寒，寒凉之气就会前来报复过于旺盛的火气，故这时可经常有寒气侵犯。二火交炽，火热旺盛的时候，人们就会出现眼睛红赤、小便不利、咳嗽气喘等病症。寒气来复、寒热交互发作的时候，人们就会出现气厥、心痛等病症。

四之气： 主气是太阴湿土，客气是太阴湿土。由于主气和客气都是太阴湿土所主，所以寒热会交互发作而同时又与湿合气，从而出现发热、咽干、鼻塞流涕、鼻出血、水饮内停等病症。

五之气： 主气是阳明燥金，客气是少阳相火。这时的时令是秋季，阳明燥金气主清肃，少阳相火阳气运化，人们大都会很健康。但是因为天气有时出现寒凉，阳热之邪内郁，寒凉之邪外束，所以人们容易患温病。

终之气： 主气是太阳寒水，客气是阳明燥金。由于客气和在泉都是阳明燥金，与主气的太阳寒水相合。金气性属收敛，五之气的火热余邪会被闭郁在内而不能宣散发泄。火热之邪内郁，人们就会出现头面肿大、咳嗽气喘，严重时口鼻出血等病症。而且终之气又是金与水同源相合，金和水都属性寒，故人们又会出现少腹寒冷不舒等病症。金属肺，肺主皮毛，故在外容易发生皮肤腠理的疾病。
金克木，肝木受邪，还会出现两
胁闷胀不适等症状（见图38）。

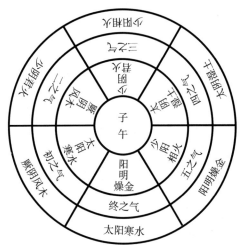

图38 子年、午年六气客主加临图

天干、地支的气运相合，即
中运与司天、在泉之气相互结合
关联的规律，可以按照角、徵、
宫、商、明的顺序分别排列推演。

壬子年、壬午年："上少阴
火，中太角木运，下阳明金。热
化二，风化八，清化四，正化度
也。其化上咸寒，中酸凉，下酸
温，药食宜也"。"上"是指上临
司天，少阴君火司天。"中"是指中运，太角木运，属于木运太过。"下"是
指下加在泉，阳明燥金在泉。"热化二"是指地二生火，"生"是不足，这
里是指司天的火气不足。"风化八"是指天三生木，地八成之，"成"是太过，
这里是指中运太角木运太过。"清化四"是指地四生金，"生"是不足，这
里是指在泉的金气不足。"正化度"是指司天、中运、在泉三气都属于正气
所化生，本年节气时令运行的时候没有胜气和复气。

壬是太角，属于木运太过，"岁木太过，风气流行"。上半年少阴君火
司天，与中运太角木运相合，木生火，会导致火气亢盛，火气亢盛则会自
伤。火属心，火气过旺就会伤及心阴，治疗时适宜用咸寒的药物。"心欲软，
急食咸以软之，用咸补之"。咸可以消散心气的郁闭，又可以补益虚损的
心阴、收敛涣散的心气，同时咸类于水，可以以水制火。寒可以清热，咸
寒同用可以清除上半年司天的君火与木运相合产生的火热之象。君火生热，
热入阴血，又遇风木鼓动，咸寒可以清热凉血。这样补心、清热、凉血三
法合用，共同抑制木运与司天相合产生的各种病症。同时咸又入肾，可以
养育肾阴，肾阴充足则可以上滋心阴，心阴充足心火就不会过于旺盛，从
而也可以达到消补共济的目的。

下半年在泉的阳明燥金，与中运太角木运相合，金本来克木，但现在
木运过于亢盛，木盛侮金，由此肺金就会受到伤害，治疗时适宜用酸温的
药物。金受伤害其病在肺，"肺欲收，急食酸以收之，用酸补之"。酸可以

收敛滋补肺气，使受到伤害的肺金得以恢复正常。同时酸又类于木，入肝，可以养肝柔肝，使风木之气不至于过于亢盛而导致肝气郁结不舒。温可以温散寒凉。燥金在泉，金的本性清凉，用温药可散除燥金所生的清凉之气，从而使所有的气机恢复平和。

全年的治疗适宜用酸凉的药物。壬年木运太过，而酸类于木，入肝，可以柔肝养肝，使肝木之气不至于因为过于旺盛而发生肝气郁结。同时酸又可以滋补在泉的肺金之气，使它不会因为木气太过亢盛侮金而使肺金受到伤害。凉可以清除司天的君火所生的火热之象。酸凉合用，上可以柔肝泻肝，消除木旺生火，同时也可消除火热之象，在下可以柔肝养肝，达到金木平和无伤。酸凉合用，可柔肝、养肺、清热，治疗全年因为木旺、火盛、金伤所产生的各种病症。

戊子"天符"之年、戊午"太乙天符"之年："上少阴火，中太徵火运，下阳明金。热化七，清化九，正化度也。其化上咸寒，中甘寒，下酸温，药食宜也"。"上"是指上临司天，少阴君火司天。"中"是指中运，太徵火运，属于火运太过。"下"是指下加在泉，阳明燥金在泉。"热化七"是指地二生火，天七成之，"成"是太过，这里是指司天的火气太过。"清化九"是指地四生金，天九成之，"成"是太过，这里是指在泉的金气太过。"正化度"是指司天、中运、在泉三气都属于正气所化生，本年节气时令运行的时候没有胜气和复气。

戊是太徵，属于火运太过，而子年、午年都是少阴君火司天，中运的徵火和子年、午年司天的君火相合而同化，就是"天符"之年，其侵害的是司天之气。天是生命的根本，故司天之气损伤可使"天符"之年所患的疾病大多急速而危重。同时，午年不但是君火司天，而且又是位于南方的火位，这时天气、中运、岁支三者相合而成为"太乙天符"之年。"太乙天符"之年对天气地气都有伤害，故其一年所患的疾病会非常暴烈，严重者会危及生命。

戊是太徵，属于火运太过，"岁火太过，炎暑流行"。上半年少阴君火司天，与中运太徵火运相合。太徵的火与司天的火二火相合，就会使火气更加旺盛，治疗时适宜用咸寒的药物。咸类于水，可以以水制火，寒可以清热。咸寒合用，可以制火清热，共同治疗上半年徵火与君火相合产生的热象所导致的各种病症。

下半年阳明燥金在泉，与中运太徵火运相合，火克金，这样就会使肺金之气受到伤害，治疗时适宜用酸温的药物。"肺欲收，急食酸以收之，用酸补之"。酸可以收敛涣散的肺气，补益肺气，使受到伤害的肺气得以恢复。而金性清凉，燥金在泉，清凉之气就会弥漫在下半年，用温药可温散清凉之气，治疗下半年肺金之气受到伤害所产生的各种病症。

全年的治疗适宜用甘寒的药物。戊年是太徵火运太过，火运太过就会自伤，火属心，故受到伤害的是心脏。"心欲软，急食咸以软之，用咸补之，甘泻之"。甘可以清泻因为火运过旺所致的心的气机郁闭而产生的郁滞之气。而寒可以清除热象，用以消散全年的火热之象。甘寒合用，既可以清泻火运过旺所导致的心气郁滞，又可以消散火运过旺所生的热象，还可以养阴补阴，火运过旺必然伤阴，而甘寒可以滋补损伤的阴精。如此清泻郁滞、消散火热、滋补阴精三法合用，可共同治疗太徵火运过于旺盛所产生的各种病症。

甲子年、甲午年："上少阴火，中太宫土运，下阳明金。热化二，雨化五，燥化四，所谓正化日也。其化上咸寒，中苦热，下酸热，所谓药食宜也"。"上"是指上临司天，少阴君火司天。"中"是指中运，太宫土运，属于土运太过。"下"是指下加在泉，阳明燥金在泉。"热化二"是指地二生火，"生"是不足，这里是指司天的火气不足。"雨化五"是指天五生土，"雨"是天化，这里是指中运土气太过。"燥化四"是指地四生金，"生"是不足，这里是指在泉的金气不足。"正化日"是指司天、中运、在泉三气都属于正气所化生，本年的节气时令运行的时候没有胜气和复气。

甲是太宫，属于土运太过，"岁土太过，雨湿流行，肾水受损"。上半年少阴君火司天，司天的君火与太宫土运相合，火生土，可导致土气更加旺盛，而土克水，会伤及肾水，同时司天的火气旺盛，火盛伤水，会使肾水所受的伤害更加严重，治疗时适宜用咸寒的药物。咸类于水，可以以水制火，同时咸又入肾，可以滋养肾水，保护肾水以防止受到伤害。寒可以清除司天的君火所产生的热象。咸寒合用，清热养肾，同时又可以凉血，共同治疗上半年司天的君火所生的热象而导致的各种病症。

下半年阳明燥金在泉，与太宫土运相合，土生金，会使金气更加旺盛，金气过旺就会自伤，治疗时适宜用酸热的药物。"肺欲收，急食酸以收之，用酸补之"。酸可以收敛涣散的肺气，又可以滋补肺气，故肺金受伤适宜用酸药调理治疗。太宫土运太过，土主湿，湿性寒凉，阳明燥金在泉，金性清凉，二者相合会使寒湿之气旺盛，而热可以消散寒湿之气。酸热相合，可敛肺补肺、消散寒湿，共同治疗下半年燥金之气太过而导致的各种病症。

全年的治疗适宜用苦热的药物。太宫土运太过致使雨湿流行，而苦可以燥湿，燥除雨湿所生的湿盛之气。同时土运太过又使肾水受到伤害，"肾欲坚，急食苦以坚之，用苦补之"。苦可以坚肾补肾，以防止肾脏受到伤害。热可以温寒，雨湿流行必定会导致寒湿之气旺盛，用苦热的药可以散除寒湿之邪。苦热合用，可消散寒湿、燥除湿邪、坚肾补肾，共同治疗太宫土运旺盛所导致的各种病症。

庚子"同天符"之年、庚午"同天符"之年："上少阴火，中太商金运，下阳明金。热化七，清化九，燥化九，所谓正化日也。其化上咸寒，中辛温，下酸温，所谓药食宜也"。"上"是指上临司天，少阴君火司天。"中"是指中运，太商金运，属于金运太过。"下"是指下加在泉，阳明燥金在泉。"热化七"是指地二生火，天七成之，"成"是太过，这里是指司天的火气太过。"清化九"是指地四生金，天九成之，"成"是太过，这里是指中运的金气太过。"燥化九"是指地四生金，天九成之，"成"是太过，这里是指在泉的金气太过。"正化日"是指司天、中运、在泉三气都属于正气所化生，本年节气时令运行的时候没有胜气和复气。

庚是太商，属于金运太过，而子年、午年都是阳明燥金在泉，以庚金下加子年、午年在泉的阳明燥金，就是金运与燥金之气相合而同化的"同天符"之年。

庚是太商，属于金运太过，"岁金太过，燥气流行，肝木受邪"。上半年少阴君火司天，与中运太商金运相合，火克金，会使太过的金运得到抑制，治疗时适宜用咸寒的药物。咸类于水，可以以水制火，而寒可以清热。咸寒合用，可以消除司天的君火所产生的热象，治疗由此导致的各种病症。

下半年阳明燥金在泉，与太商金运相合则使金气更加旺盛，金气过旺就会自伤。金属肺，会造成肺气的涣散虚衰，治疗时适宜用酸温的药物。"肺欲收，急食酸以收之，用酸补之"。酸可以收敛涣散的肺气，补益肺气的虚衰。金的本性清凉，金气旺盛，清凉之气大盛，用温药可温除清凉，使诸气不至于受寒凉之气侵扰。酸温同用，可敛肺、补肺、温散寒邪，共同治疗下半年太商与燥金二气相合所导致的各种病症。

全年的治疗适宜用辛温的药物。辛类于金，入肺。全年太商金运太过，金运太过则自伤，会使肺气郁闭。辛能发散行气，宣通郁闭的肺气。同时金运太过会使肝木受邪，"肝欲散，急食辛以散之，用辛补之"。金运太过克伤肝木，可导致肝气郁结，辛能行散解郁，消除肝气的郁闭，而温能温散太庚金运所生的清凉之气。辛温合用，入肺可以宣通肺气、消除肺气的郁闭，入肝可以行气散结、消散肝郁，同时可以温散金气太盛所生的寒凉之气。这样宣肝、疏肝、温寒三法同用，共同治疗太庚年金运太过所导致的各种病症。

丙子"岁会"之年、丙午"岁会"之年："上少阴火，中太羽水运，下阳明金。热化二，寒化六，清化四，正化度也。其他上咸寒，中咸热，下酸温，药食宜也"。"上"是指上临司天，少阴君火司天。"中"是指中运，太羽水运，属于水运太过。"下"是指下加在泉，阳明燥金在泉。"热化二"是指地二生火，"生"是不足，这里是指司天的火气不足。"寒化六"是指天一生水，地六成之，"成"是太过，这里是指中运的水运太过。"清化四"是指地四生金，"生"是不足，这里是指在泉的金气不足。"正化度"是指司天、中运、在泉三气都属于正气所化生，本年的节气时令运行的时候没有胜气和复气。

丙是太羽水运，而子年在北方属水，丙年的水运与子年的岁支之气相合，就是"水运临子"的"岁会"之年。在"岁会"之年患病，病情大多发展徐缓，但是正邪之气会交争相持不下，病情大多会很持久。

丙是太羽，属于水运太过。"岁水太过，寒气流行，邪害心火"。上半年少阴君火司天，与中运太羽水运相合，水克火，故司天的君火会受到抑制，治疗时适宜用咸寒的药物。咸类于水，可以以水制火，寒可以清热。咸寒同用，可清除上半年司天的君火所产生的热象，治疗由此导致的各种病症。

下半年阳明燥金在泉，与中运太羽水运相合，金水相生，在泉燥金之气得到中运羽水的资助而旺盛。金气过旺就会自伤，治疗时适宜用酸温的药物。燥金性属清凉，太羽水运性属寒凉，二气相合则寒凉之气旺盛。温药可以温散寒邪，保护各脏腑不被寒邪伤害。酸可以收敛金气过旺所导致的肺气涣散，同时又可以补益受到伤害的肺气。这样敛肺、补肺、温寒三法合用，可共同治疗下半年燥金之气过于旺盛所产生的各种病症。

全年的治疗适宜用咸热的药物。太羽水运太过就会自伤，水属肾，而咸入肾，咸热合用可以补益肾阳。肾阳为人身的原阳，肾阳强盛可以使一身阳气不至于虚衰。太羽水运太过又会导致寒气流行，而热可以祛寒，消除太羽水运过旺所生的寒气。同时，水运太过可导致心火受邪，"心欲软，急食咸以软之，用咸补之"。咸可以补益心气，使心气不至于受到伤害。这样补益肾阳、补益心气、消除寒邪三法合用，可共同治疗太羽水运太过所导致的各种病症。

以上这十年主气的五运都属于阳年，壬木、戊火、甲土、庚金、丙水都属于太过之年。而这十年又都是少阴君火司天，阳明燥金在泉。

上半年少阴君火司天会使火热之气过于旺盛，治疗时大多会选用咸寒的药物。咸类于水，取意以水克火。寒可以克制火热之象。咸寒同用，可治疗上半年君火司天所导致的火热旺盛之象。同时咸又入肾，火旺侮水，会使肾水受到伤害。咸可以滋补肾水，使其不至于受伤。君火过旺会自伤，咸又可以消散心气的郁闭，滋补心阴。因此，上半年使用咸寒的药物可以治疗司天的君火旺盛而产生的各种病症。

下半年阳明燥金在泉，治疗时大多选用酸温、酸热的药物。酸类于木，因为燥金之气旺盛就会克伤肝木。酸可以养肝，滋养肝木，防止其被克伤。同时金气过旺还会自伤，酸可以收敛涣散的肺金之气，补益肺金。金的性属清凉，用温可以温散过于清肃的金气。如遇太商、太羽的年运，又可以用热消散气运相合的寒凉之气。而在这十年中，司天的君火也会克伤在泉的燥金，故治疗时更要着重关注君火的亢盛，只有清散了司天君火的热象，才能使在泉的燥金之气得到平安。

在这十年中，五运都是太过之年。五运的本运过于旺盛，不仅会伤害自己所克制的脏器，而且会因为过于亢盛而自伤，故治疗时要抑制本运的太过有余，使气运得以平和。又因为每年都有气运所胜之气，所以治疗时也要抑制太过之气，资补不足之气，使所有的气运恢复平和而不至于受到伤害。

在这十年中，有中运与司天之气同热的，如太角木运、太徵火运，其治疗应该以清热为主，大多选用寒凉药治疗，以利于清泻火热之象。有中运与在泉之气同寒的，如太宫土运、太商金运、太羽水运，其治疗应该以祛寒为主，大多选用温热药治疗，以达到温散寒邪的功效。要想达到好的治疗效果，就需要在临床诊查时认真辨别疾病的不同症状，根据疾病发生的原因、病情的发展和治疗时使用方法的阴阳属性不同，以及病情的轻重等，随时调整药性、加减药味和药量，从而达到较好的治疗效果。

（二）丑年、未年

凡是地支年逢丑年、未年，都是太阴湿土司天，太阳寒水在泉（见图39）。

太阴湿土司天，司天的湿土之气向下降临，致使土气旺盛。土克水，土气旺盛伤害肾水，故发生的病症都是因为肾水受到损伤而产生的。如果足少阴肾经发生病症，就会出现小腿肿胀、全身骨节疼痛、饥饿但是不思饮食等症状。肾与膀胱相表里，如果足太阳膀胱经发生病症，就会出现颈项腰部疼痛且不能转动、头部时时眩晕等症状。这些病症都是因为土盛伤水、水不胜土导致肾水受到伤害而发生的。

火本来生土，但是如果土气过旺反而会因旺伤母，而伤害心火。如果心火受到伤害，就会出现胸中满闷不舒等症状。而这些病症的发生，都是因为司天的湿土之气过于亢盛，既伤害所克之脏，又反伤所生之脏造成的。如果足内踝高点与跟腱之间的太溪脉扣摸时不应手，则说明肾水受到伤害较重，属于比较危重的证候。扣摸此动脉是否应手，观察其有无，是因为肾脉的气行至于此才会有脉气的搏动，如果脉气的搏动扣摸不清甚至消失，就说明脏气的损害较重，属于危重证候。

太阴湿土司天对应太阳寒水在泉。太阳寒水在泉，水气的淫邪盛行在下，寒气流行于大地，水克火，寒水之气克伤心火，就会出现心下痞满胀痛等症状。心主血脉，寒邪外束，热郁在里，心火内燔，火热迫血妄行，就会出现各种出血病症。心与小肠相表里，小肠经患病就会出现咽喉肿痛、下颌肿大等病症。寒水之气过于旺盛就会自伤，使肾与膀胱受到伤害，可出现少腹冷痛、男子睾丸下坠疼痛。肾脉上络心脉，寒气上冲胸中，可见心中冷痛不适等症状。如果膀胱经受寒，就会有腰背疼痛、活动不便等症状。如果在五运中适逢中运是金运，水得金生，寒凝的现象就会更加严重。这时就更需要注意在治疗时要行气化水、消泄水气，不要让寒水之气蓄

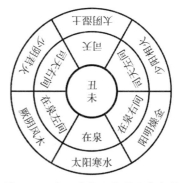

图39　丑年、未年六气司天在泉图

增，以免病情加重。

丑年、未年太阴湿土司天，太阳寒水在泉，那中运的分布是怎样排列的呢？它们又会产生哪些症状？下面按照角、徵、宫、商、羽的顺序分别排列推演。

丁丑年、丁未年："太阴，少角，太阳，清热胜复同，同正宫。丁丑，丁未，其运风清热"。太阴湿土司天，中运是少角木运，太阳寒水在泉。丁是少角，属于木运不及，金克木，故金的清气是胜气。清气太过，必有复气，火克金，故火热是金清的复气。胜气和复气强弱的程度大致是相同的。少角木运不及，木本来克土，现在木运不及无力克土，同时又逢遇太阴湿土司天，使土气旺盛如同土的正宫平气，木运不及之年，风是中运少角的运气，清是风的胜气，热是清的复气。由于这二年的中运是少角木运，所以客运主运都是起自少角（见表 9）。

表 9　丁丑年、丁未年太少相生顺序

主运	少角	太徵	少宫	太商	少羽
客运	少角	太徵	少宫	太商	少羽

癸丑年、癸未年："太阴，少徵，太阳，寒雨胜复同。癸丑，癸未，其运热寒雨"。太阴湿土司天，中运是少徵火运，太阳寒水在泉。癸是少徵，属于火运不及，水克火，故水的寒气是胜气。寒水之气太过必有复气，土克水，故土的雨化是水的寒化的复气。胜气和复气强弱的程度是大致相同的。癸年火运不及，热是中运少徵的运气，寒是热的胜气，雨是寒的复气。由于这二年的中运是少徵火运，所以客运应该起自少徵。生少徵的是太角，故主运起自太角（见表 10）。

表 10　癸丑年、癸未年太少相生顺序

主运	太角	少徵	太宫	少商	太羽
客运	少徵	太宫	少商	太羽	少角

己丑年、己未年："太阴，少宫，太阳，风清胜复同，同正宫。己丑太一天符，己未太一天符，其运雨风清"。太阴湿土司天，中运是少宫土运，太阳寒水在泉。己是少宫，属于土运不及，木克土，故木的风气是胜气。风气太过必有复气，金克木，故金的清气是木风之气的复气。胜气和复气

的强弱程度是大致相同的。己是少宫土运不及，但逢遇太阴湿土司天，不及的土运得到司天的湿土相助，使少宫与正宫相同而成了正宫平气。己是土运，丑年、未年都是太阴湿土司天，而丑未本身又都属土，这样三气相合而成了"太一天符"之年。土运不及之年，雨是中运少宫的运气，风是雨的胜气，清是风的复气。由于这二年的中运是少宫土运，所以客运应该起自少宫。生少宫的是太徵，生太徵的是少角，故主运应该起自少角（见表11）。

表 11　己丑年、己未年太少相生顺序

主运	少角	太徵	少宫	太商	少羽
客运	少宫	太商	少羽	太角	少徵

乙丑年、乙未年："太阴，少商，太阳，热寒胜复同。乙丑，乙未，其运凉热寒"。太阴湿土司天，中运是少商金运，太阳寒水在泉。乙是少商，属于金运不及，火克金，故火的热气是胜气。火热之气太过必有复气，水克火，故寒水是火热的复气。胜气和复气强弱的程度是大致相同的。金运不及之年，凉是中运少商的运气，热是凉的胜气，寒是热的复气。由于这二年的中运是少商，所以客运应该起自少商。生少商的是太宫，生太宫的是少徵，生少徵的是太角，故主运应该起自太角（见表12）。

表 12　乙丑年、乙未年太少相生顺序

主运	太角	少徵	太宫	少商	太羽
客运	少商	太羽	少角	太徵	少宫

辛丑年、辛未年："太阴，少羽，太阳，雨风胜复同，同正宫。辛丑同岁会，其运寒雨风"。太阴湿土司天，中运是少羽水运，太阳寒水在泉。辛是少羽，属于水运不及，土克水，故土的雨化之气是胜气。雨化之气太过必有复气，木克土，故木的风化之气是土的雨化之气的复气。胜气和复气强弱的程度是大致相同的。少羽是水运不及，土克水，水运不及之年土气旺盛，又逢遇太阴湿土司天，使土气旺盛与正宫平气相同。辛是少羽水运，而丑年、未年是太阳寒水在泉。以辛水少羽下加于在泉的太阳寒水，是水运和寒水之气相合而同化的"同岁会"之年。水运不及之年，寒是中运少羽的运气，雨是寒的胜气，风是雨的复气。由于这二年的中运是少羽，所

以客运应该起自少羽。生少羽的是太商，生太商的少宫，生少宫的是太徵，生太徵的是少角，故主运应该起自少角（见表13）。

表13　辛丑年、辛未年太少相生顺序

主运	少角	太徵	少宫	太商	少羽
客运	少羽	太角	少徵	太宫	少商

以上这十年都是太阴湿土司天，太阳寒水在泉。由于丑年、未年都是阴年，又都是逢遇岁运不及之年，所以气化运行都会比正常的天时迟缓一些。太阴司天则湿气较胜，太阳在泉则寒气较胜。由于司天在泉都属于寒凉之气，所以全年阴气起着支配和主导的作用，这样就使阳气退避。土气不及的时候则风气胜，故天气会时常刮起大风。如果司天的湿气旺盛，在泉的寒气流行，二气相合则是上湿下寒。湿气下降，寒气上腾，则易患寒湿病证，出现腹部胀满、全身肿胀、浮肿、气逆、心中痞塞等症状。如果是本身素体阳气虚微的人，则症状更加明显，甚至出现手足拘急厥冷等症状。所有这些病症都是因为寒湿之气太过旺盛引起的。

那么在丑年、未年中，司天、在泉和主气之间是怎样相互关联的？太阴司天，司天的客气以湿土为主要特征。它相对应的主气是厥阴风木，少阴君火，少阳相火。如果客气胜了就会湿热上升，人们大多会患头面浮肿、呼吸时气喘等病症。如果主气胜了就会风热侵脾，人们大多会出现胸腹满闷、进食后感觉精神错乱等症状。太阳在泉，在泉的客气以寒水为主要特征。它相对应的主气是太阴湿土，阳明燥金，太阳寒水。由于这三个主气都属于阴寒之性，所以在泉的寒水因为自己位在水位又与主气的阴寒之性相符合，从而没有客气、主气的偏性。多重的阴气相合使阴气旺盛，寒气亢盛有余而伤害人体，则可出现腰髋疼痛且屈伸不自如，大腿、膝关节、小腿、足踝疼痛等。

六气在丑年、未年中的主气和客气之间又是怎样相互关联的？

初之气： 主气是厥阴风木，客气是厥阴风木。由于主气、客气都是厥阴风木运行主事，所以寒气离去，春气到来。生发之气四布，人们会感觉舒畅。但是因为太阴湿土司天，所以风与湿相互搏结，人们受到这种气候的影响会产生疾病。风属肝木，肝主筋，故病症会表现在筋，可见筋骨强直、筋络拘急、关节活动不便等。湿属脾土，脾主肉，故病症会表现在肉，可见身体沉重、筋肉痿软无力等。风木运行，风气过旺就会伤肝，肝属木，木旺生火，火旺就会迫血妄行，出现口鼻出血等病症。

二之气：主气是少阴君火，客气是少阴君火。由于主气、客气都是少阴君火运行主事，而君火的气化是公正平和的，所以人们会感到身体健康，心情平和。但是由于主气和客气都属火，所以会火旺气热。同时又逢遇太阴湿土司天，湿与热互搏相蒸，则瘟疫病会大为流行。此时应特别注意自己的身体变化，随时发现身体的不适并及时进行治疗，同时要防止瘟疫病的相互传染。

三之气：主气是少阳相火，客气是太阴湿土。由于太阴湿土司天，所以湿土之气流行。又逢遇少阳相火主气，使湿与热相合，湿气下降，热气上升而形成的大雨随时会下降。炎火和湿气相合交蒸，就会导致湿气的运化不流动。当湿气过盛时，寒湿之气侵犯人体，可见心腹胀满、身体浮肿等病症。当热气过盛时，可见皮肤、心腹发热。严重时因为湿邪外束，相火内郁，火热迫血妄行，还会出现出血等症状。

四之气：主气是太阴湿土，客气是少阳相火。由于客气的少阳相火在主气运行，所以火气旺盛。它和主气太阴湿土相合就会使湿气熏蒸，地气升腾，天气不通，而三气之后又是太阳寒水在泉，故寒气也会随之而来，早晚都会有凉风吹动。湿气和寒气产生的寒湿之气作用于人体，可出现身体沉重、胸腹胀满、浮肿等病症。这些都是因为寒凝湿滞所产生的病症。由于客气的少阳相火被在泉的太阳寒水所克制，使过于旺盛的火热之气变成平气，所以这时人们会感觉舒适。但是如果少阳相火的火气偏盛，又被寒邪束缚在里而无法发散，则会出现咽喉肿痛、眼红目赤等病症。如果寒湿与火热合气交搏互扰，则会出现呕吐、泄泻等症状。

五之气：主气是阳明燥金，客气是阳明燥金。由于主气、客气都是阳明燥金运行主事，而

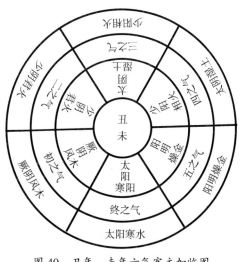

图40　丑年、未年六气客主加临图

金主清凉，这时寒凉的露水和霜都会向下降临，草和树木已经枯黄，寒凉之气就会侵犯人体，则易患皮肤腠理疾病。此时应该谨慎起居，防止受凉患病。

终之气：主气是太阳寒水，客气是太阳寒水。由于在泉主气、客气都是太阳寒水在运行主事，所以会使寒气大盛，阳气失去作用，人们受到寒气侵袭就会出现腰腿疼痛、关节僵直等病症。这些病症是因为寒湿之气在气交之中相互推动，寒邪闭阻气血经络而形成的（见图40）。

六气的主气、客气与司天、在泉之气是怎样相互关联结合的？天干、地支的气运结合，也就是中运与司天、在泉之气又是怎样相互关联的？下面仍然按照角、征、宫、商、羽的顺序分别排列推演。

丁丑年、丁未年："上太阴土，中少角木运，下太阳水，清化热化胜复同，邪气化度也。灾三宫。雨化五，风化三，寒化一，正化度也。其化上苦温，中辛温，下甘热，药食宜也"。"上"是指上临司天，太阴湿土司天。"中"是指中运，少角木运，属于木运不及。"下"是指下加在泉，太阳寒水在泉。"雨化五"是指天五生土，"雨"是天化，这里是指司天的湿土之气太过。"风化三"是指天三生木，"生"是不足，这里是指中运的少角木运不足。"寒化一"是指天一生水，"生"是不足，这里是指在泉的寒水之气不足。丁是少角，属于木运不及，"岁木不及，燥乃大行"。燥属金，金克木，由于丁年木运不及虚衰无力抵抗克制之气，金的清气就会旺盛而胜出，所以金的清化之气就是不及虚衰的木运的胜气。清金之气过于亢盛，物极必反，火克金，这时就会有火的热化报复过于亢盛的清金之气，故火的热化是金的清化的复气。胜气亢盛，复气也亢盛，胜气微弱，复气也微弱，它们之间的强弱程度是大致相同的。但是这些都不是正气所化生的，属于邪气，故称为"邪气化度"。"三宫"是东方震宫，"灾三宫"是指木运不及所致的灾害在东方震木宫。"正化度"是指司天、中运、在泉三气都属于正气所化生。

丁年由于木运不及而导致燥气大行。上半年太阴湿土司天，木本来克土，但现在木运不及无力克土，致使土气旺盛，土反侮水，同时不及的木运又被过旺的清金胜气所克制，二害合一，使木气更加虚衰无力，伤害东方震木宫，故治疗适宜用苦温的药物。苦类于火，火可以制寒，用以散除胜气清金所造成的寒凉之气。同时苦又可以燥湿，燥除司天太阴湿土所致的寒湿之气。温可以温寒，温散胜气清金的寒凉、司天湿土的寒湿。苦温合用，既可以治疗司天的寒湿之气，又可以治疗胜气金的清凉之气，同时还可以疏泄气机，调理木气虚衰、东方震木宫受到伤害而形成的气机郁闭之症。

下半年太阳寒水在泉，水本来生木，但现在木运不及，水气旺盛，水旺伤子，水胜伤木，同时寒水的寒气损伤木的阳气，从而伤害东方震木宫，故治疗宜采用甘热的药物。甘类于土，以土克水，以防止水胜伤木。热可以祛寒，用以祛散在泉太阳寒水所致的各种寒气。甘热合用，既可以以土克水消除水胜伤木的灾害，又可以消除在泉太阳寒水之寒象所致的各种病症。同时，甘热相合还可以补益和中，调和诸药，补益木气虚衰、木阳微弱所致的各种病症。

全年适宜用辛温的药物。辛类于金，入肺，作为胜气的肺金太过旺盛则会自伤，辛可以宣通发散过于旺盛的肺金所致的郁闭之气。木运不及，木气被伤就会导致气机郁闭，而辛能散能行，又可以治疗木气郁闭、气行不利所致的各种病症。温可以温散寒邪，既可以治疗司天的寒湿之气，又可以治疗在泉的寒凉之气。辛温合用，可宣通行散各种郁闭的气机，行气止痛，温寒除邪，温通气血，共同治疗全年阴寒气盛所导致的各种病症。

癸丑年、癸未年："上太阴土，中少徵火运，下太阳水，寒化雨化胜复同，邪气化度也。灾九宫。雨化五，火化二，寒化一，正化度也。其化上苦温，中咸温，下甘热，药食宜也"。"上"是指上临司天，太阴湿土司天。"中"是指中运，少徵火运，属于火运不及。"下"是指下加在泉，太阳寒水在泉。"雨化五"是指天五生土，"雨"是天化，这里是指司天的湿土之气太过。"火化二"是指地二生火，"生"是不足，这里是指中运少徵火运不足。"寒化一"是指天一生水，"生"是不足，这里是指在泉的寒水之气不足。癸是少徵，属于火运不及，"岁火不及，寒乃大行"。寒属水，水克火，少徵火运不及虚衰，无力抵抗克制之气，水的寒气就会旺盛而胜出，故水的寒化是不及的火运的胜气。寒水之气过于旺盛，物极必反，土克水，这时就会有土的雨化之气报复过于亢盛的寒水之气，故土的雨化之气就是水的寒化之气的复气。胜气亢盛，复气也亢盛，胜气微弱，复气也微弱，它们之间的强弱程度是大致相同的。但是胜气和复气都不是正气所化生的，属于邪气，故称为"邪气化度"。"九宫"是南方离宫，"灾九宫"是指少徵火运不及所致的灾害在南方离火宫。"正化度"是指司天、中运、在泉三气都属于正气所化生。

癸年由于火运不及而导致寒气大行。上半年太阴湿土司天，湿土的气化属于寒湿，又与胜气的寒气相合而使寒气更加旺盛。寒属水，水克火，伤害了南方的离火宫，故治疗适宜用苦温的药物。苦类于火，可以以火制水。温可以祛寒。苦温合用，可以治疗司天的寒湿与胜气的寒凉相合而形成的寒凉之气。同时，苦又可以燥湿。太阴湿土司天就会寒湿气盛，苦既可以制寒，又可以燥湿。因此，用苦温之药可以治疗上半年寒湿之气旺盛而产生的各种病症。

下半年太阳寒水在泉，与胜气的寒气相合则使寒气更旺。寒属水，水克火，伤害了南方的离火宫，故治疗适宜用甘热的药物。甘类于土，以土克水。热可以祛寒，治疗下半年旺盛的寒气。甘热合用，既可以以土克水克制寒水的旺盛之气，又可以祛寒，消散寒凉之气，还可以补益脾阳，使脾阳充足、中焦阳气旺盛，有利于寒水的消除。因此甘热药物可治疗下半年寒水旺盛所产生的各种病症。

全年适宜用咸温的药物。癸年火运不及而致寒气大行。上半年太阴湿土司天，下半年太阳寒水在泉，全年都是寒湿之气旺盛，"脾苦湿，急食咸以燥之"。咸可以燥除全年的寒湿之气。咸温相合可以补益肾阳。肾阳是人体的原阳，肾阳旺盛就可以上助心阳，救助受到伤害的离火宫。温药能温散寒邪，用以治疗全年的寒凉之气。咸温合用，可燥湿祛寒，补益肾阳。温、燥、补三法合用，可以治疗全年阳气不足、寒湿之气过旺而产生的各种病症。

己丑"太乙天符"之年、己未"太乙天符"之年："上太阴土，中少宫土运，下太阳水，风化清化胜复同，邪气化度也。灾五宫。雨化五，寒化一，正化度也。其化上苦热，中甘和，下甘热，药食宜也"。"上"是指上临司天，太阴湿土司天。"中"是指中运，少宫土运，属于土运不及。"下"是指下加在泉，太阳寒水在泉。"雨化五"是指天五生土，"雨"是天化，这里是指司天的湿土之气不足。"寒化一"是指天一生水，"生"是不足，这里是指在泉的寒水之气不足。己是少宫，属于土运不及，"岁土不及，风乃大行"。风属木，木克土，由于少宫土运不及虚衰无力抵抗克制之气，风木之气就会胜出，所以木的风化之气是不及的土运的胜气。风木之气过于亢盛，物极必反，金克木，这时就会有金的清化之气报复过于亢盛的风木之气，故金的清化是木的风化的复气。胜气旺盛，复气也旺盛，胜气微弱，复气也微弱，它们之间的强弱程度是大致相同的。但是这些都不是正气所化生，属于邪气，故称为"邪气化度"。"五宫"是中央土宫，"灾五宫"是指土运不及所致的灾害在中央脾土宫。"正化度"是指司天、中运、在泉三气都属于正气所化生。

己是少宫，属于土运不及，而丑年、未年都是太阴湿土司天，同时丑和未本身又都属土，因此这三气相合而成了"太乙天符"之年。"太乙天符"之年患病，因为邪气亢盛充盈于上下，所以病情大多暴猛而危重。

己年由于土运不及而导致风气大行。上半年太阴湿土司天，不及的土运虽然得到了司天的湿土之气资助，但仍然无力抵抗胜气风木的克制。木克土，伤害了中央脾土宫，故治疗适宜用苦热的药物。木气过旺就会肝气郁滞，苦可以消散疏泄肝木郁滞的气机。苦又能燥湿，燥除司天湿土所生的寒湿之气。热可以消除湿土司天所产生的寒湿之气，并且治疗由于这二气所产生的各种病症。

下半年太阳寒水在泉，土运不及，寒水过旺。土本来克水，但现在水胜侮土，伤害了中央脾土宫，故治疗适宜用甘热的药物。甘类于土，可以补益中运不及的土气。热可以祛寒，治疗下半年太阳寒水在泉所产生的寒凉之气。甘热合用，既可以补益脾阳，资助中运虚衰的土气，又可以祛散下半年的寒凉之气。补脾、祛寒、和中三法共用，可以治疗下半年在泉寒水旺盛所产生的各种病症。

全年适宜用甘平的药物。由于中运土运不足，而甘平合用可以补益脾土，恢复并增强脾土的功能，使脾土之气旺盛以资助不及的土运。平药还可以调和诸气诸药，使它们公正平和而无偏性，共同调理治疗全年的土虚寒凉之气过旺所产生的各种病症。

乙丑年、乙未年："上太阴土，中少商金运，下太阳水，热化寒化胜复同，所谓邪气化日也。灾七宫。湿化五，清化四，寒化六，所谓正化日也。其化上苦热，中酸和，下甘热，所谓药食宜也"。"上"是指上临司天，太阴湿土司天。"中"是指中运，少商金运，属于金运不及。"下"是指下加在泉，太阳寒水在泉。"湿化五"是指天五生土，"湿"是地化，这里是指司天的湿土之气不足。"清化四"是指地四生金，"生"是不足，这里是指中运少商金运不足。"寒化六"是指天一生水，地六成之，"成"是太过，这里是指在泉的寒水之气太过。乙是少商，属于金运不及，"岁金不及，炎火乃行"。炎火克金，金运不及虚衰无力抵抗克制之气，火的热化就会旺盛而胜出，故火的热化是不及的金运的胜气。火热之气过于亢盛，物极必反，水克火，这时就会有水的寒化之气报复过于亢盛的火热之气，故水的寒化就是火的热化的复气。胜气亢盛，复气也亢盛，胜气微弱，复气也微弱，它们之间的强弱程度是大致相同的。但是这些都不是正气所化生，属于邪气，故称为"邪气化日"。"七宫"是西方兑宫，"灾七宫"是指少商金运不及所致的灾害在西方兑金宫。"正化日"是指司天、中运、在泉三气都属于正气所化生。

乙年金运不及导致炎火大行。上半年太阴湿土司天，中运少商的本气属于清凉，而司天的太阴湿土气属寒湿，二气相合致使寒凉湿浊之气过重。火克金，伤害了西方兑金宫，故治疗适宜用苦热的药物。苦可以燥湿，用于治疗太阴司天所致的寒湿之气。热可以祛寒，祛除中运和司天所致的寒凉合气。苦热合用，燥湿祛寒，可共同治疗上半年寒、凉、湿三气相合所产生的各种病症。

下半年太阳寒水在泉，金本来生水，但是现在金气虚衰而寒水旺盛，水胜伤母，伤害了西方兑金宫，故治疗适宜用甘热的药物。甘类于土，以土克水，以此来克制寒水的旺盛。热可以祛寒，用以消散寒水所造成的寒气。甘热合用，土克水，热祛寒，可共同治疗下半年寒水之气过于旺盛所引发的各种病症。同时甘热二药合用还可以补益脾阳，使中焦温暖、中气充足，不至于被寒凉之气所伤害。

全年的治疗适宜用酸平的药物。金运不及，肺气受伤，而酸能收能敛，"肺欲收，急食酸以收之，用酸补之"。肺气受伤涣散不能收敛时要用酸来收敛肺气，肺气虚衰时要用酸来补益肺气。平药可以调和诸药。酸平合用，可补益肺气，收敛涣散虚衰的肺气，调和诸药的平和，资助全年因少商金运不足所导致的肺气虚衰，共同治疗由此而产生的各种病症。

辛丑"同岁会"之年、辛未"同岁会"之年："上太阴土，中少羽水运，下太阳水，雨化风化胜复同，所谓邪气化日也。灾一宫。雨化五，寒化一，所谓正化日也。其化上苦热，中苦和，下苦热，所谓药食宜也"。"上"是指上临司天，太阴湿土司天。"中"是指中运，少羽水运，属于水运不及。"下"是指下加在泉，太阳寒水在泉。"雨化五"是指天五生土，"雨"是天化，这里是指司天的湿土之气太过。"寒化一"是指天一生水，"生"是不足，这里是指在泉的寒水之气不足。辛是少羽，属于水运不及，"岁水不及，湿乃大行"。湿属土，土克水，由于少羽的水运不及虚衰无力抵抗克制之气，土的雨化之气就会旺盛而胜出，所以土的雨化之气就是不及的水运的胜气。雨化之气过于亢盛，物极必反，木克土，这时就会有木的风化之气报复过于亢盛的雨化之气，故木的风化是土的雨化的复气。胜气亢盛，复气也亢盛，胜气微弱，复气也微弱，它们之间强弱的程度大致是相同的。但是这些都不是正气所化生，属于邪气，故称为"邪气化日"。"一宫"是北方坎宫，"灾一宫"是指水运不及所致的灾害在北方坎水宫。"正化日"是指司天、中运、在泉三气都属于正气所化生。

　　辛是少羽，属于水运不及，而丑年、未年都是太阳寒水在泉，以不及的少羽水运下加于在泉的太阳寒水，是水运与寒水之气相合而同化的"同岁会"之年。

　　辛年由于少羽水运不及而导致湿气大行。上半年太阴湿土司天，湿属土，土克水，二土相合，使水更加受害，伤害了北方坎水宫，故治疗适宜用苦热的药物。湿土胜气与司天的湿土同气相合，导致寒气和湿气大盛，苦可以燥湿，燥除土气旺盛而产生的湿气。热可以祛寒，祛散湿土气盛而导致的阴寒之气。苦热相合，可以祛除寒湿之气，共同治疗上半年水运不及所生的湿土胜气与司天的湿土之气相合所导致的各种病症。

　　下半年太阳寒水在泉，在泉的寒水虽然可以资助中运少羽的水气，但是因为在泉属地气所以资助之气不足，就会使胜气非常旺盛，土克水，会伤害北方坎水宫，故治疗适宜用苦热的药物。苦类于火，可以以火制水。热可以祛寒。苦热合用，可以使火热之气旺盛，以火热之气克制寒水之气，治疗下半年寒水之气太过于旺盛所导致的各种病症。

　　全年适宜用苦平的药物。辛年是水运，胜气是湿土，司天是湿土，在泉是寒水，所以全年是上湿下寒，都属于阴寒湿冷的气化。苦类于火，既可以火克制过旺的水气，又可燥湿，用于治疗全年湿气过旺的病症。而平药既可以和中调理脾气，保护中焦，助脾气燥湿，又可以调和诸药、诸气平和无偏。苦平同用，可燥湿、疏理气机、和中补脾、调和诸气，共同治疗全年寒湿气盛所导致的各种病症。

以上这十年主气的五运都属于阴年。丁木、癸火、己土、乙金、辛水年都是不及之年。由于中运的不及虚衰，就会有胜气和复气前来干扰，而这些胜气和复气都属于邪气，就会造成这些年所发生的病症复杂化，使诊断和治疗更加困难，故临床上要认真观察，仔细诊断，以便确立正确的治疗原则。这十年由于司天和在泉的关系而为上湿下寒，寒湿之气会持续于全年。土克水，太阴湿土司天就会使水气郁滞，水克火，太阳寒水在泉就会使火气郁闭，故治疗时大多选用苦燥温热的药物。

上半年太阴湿土司天，湿气过于旺盛，治疗大多选用苦温苦热的药物。苦既可以燥湿，又可以疏泄气机。寒气重时用热药，寒气轻时用温药，这样的配合既可消除上半年的湿浊之气，又可清除上半年的寒凉之气。

下半年太阳寒水在泉，寒气大盛，治疗大多选用甘热的药物。因为甘类于土，取意以土旺制水。而甘热相合又可以补益脾阳。脾阳旺盛，既可以守护中焦不被在泉的寒气所伤，又可以助脾通调水气，使寒水之气不至于停留于体内为害。同时在治疗时适宜加用一些发散泄下的药物。因为发散可以散除寒邪，渗泄可以祛除寒湿，这样可以共同达到治疗的目的。同时因为中运虚衰，所以治疗时还要注意扶助阳气，以免湿寒之气对阳气造成更大的损害。

在这十年中，有运与气同样属寒的，如少商、少羽年，治疗应适当多选用一些热性的药物。如果是运与气同样属湿盛的，如少宫年，则治疗应当多选用一些燥湿的药物。如果是运与气结合后比较和平相处的，如少商、少徵年，治疗应根据症状的不同分别辨证治疗，有寒的时候多用一些热性的药物温寒，有湿的时候多用一些燥湿的药物祛湿，或选用温热或燥湿的方法。同时，还要根据当年的气与运相合而产生的不同征象随证选用适宜的药物和方法进行治疗。

（三）寅年、申年

凡是地支年逢遇寅年、申年，都是少阳相火司天，厥阴风木在泉（见图41）。

少阳相火司天，司天的火气向下降临。由于火气淫邪亢盛，火克金，肺金就会受到伤害，肺金之气随应火气而动，金

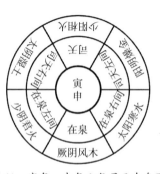

图41　寅年、申年六气司天在泉图

的清肃寒凉之气与火的热气相合，寒热之气就会在体内扰动。金火相搏就会发生发热恶寒的寒热病证。如果火盛伤肺，则可见咳嗽、喷嚏、鼻塞、鼻出血、鼻生疮疡等病症。如果火热郁闭在胸中，肺金之气郁闭而无法宣发，就会出现心中烦闷、胸中闷热、腹满而喜仰息等症状。肺主皮毛，如果邪气损害肺的功能，就会出现皮肤疼痛、上肢和面部浮肿等症状。这些都是因为司天的相火所产生的火热之邪亢盛而导致的。如果腋前皱襞上端水平线下三寸，肱二头肌外缘的天府脉扪摸时应指不明显，则说明肺气伤害较重，属于比较危重的证候。扪摸此动脉是否应手，观察其有无，是因为肺脉的气行至于此才会有脉气的搏动。如果脉气的搏动扪摸不清楚，甚至消失，就说明肺脏的气机损害较重，属于危重的证候。

少阳相火司天对应的是厥阴风木在泉。厥阴风木在泉，风的淫邪流行于大地。木气旺盛有余就会使肝木受到伤害。足厥阴肝的经脉属肝，贯膈，挟胃。如果风淫之邪亢盛，就会出现胸中满闷、心痛、胃脘痛、两胁闷胀疼痛、饮食不下等症状。木克土，土气亢盛克伤脾土，如果足太阴脾受到伤害，就会出现腹中胀满、身体沉重、善噫；如果足阳明胃受到伤害，就会出现入食即吐、自觉发冷、爱打哈欠、喜呻吟。这些都是因为在泉的风木的邪气旺盛损伤脾土，致使脾胃受到伤害所产生的症状。

寅年、申年是少阳相火司天，厥阴风木在泉，那中运的分布是怎样排列的？它们又会产生哪些症状？下面按照角、徵、宫、商、羽的顺序分别排列推演。

壬寅年、壬申年："少阳，太角，厥阴。壬寅同天符，壬申同天符。其运风鼓，其化鸣紊启坼，其变振拉摧拔，其病掉眩，支胁，惊骇"。少阳相火司天，中运是太角木运，厥阴风木在泉。壬是太角木运，而寅年、申年都是厥阴风木在泉。木运与在泉的风木之气相合而同化，就是"同天符"之年。壬是太角，属于木运太过，木运太过就会风气鼓动。如果木运气化正常，风在空中发出风鸣，地气会使万物开始萌动生长。如果木运异常变动，就会狂风大作，草木会被摧倒折断，甚至被连根拔起。太角风木太过，人们就会出现头目昏花、视物摇动、眩晕、两胁胀满、心中经常感到惊恐害怕等病症。由于这二年的中运是太角木运，所以客运、主运都是起自太角（见表14）。

表 14 壬寅年、壬申年太少相生顺序

主运	太角	少徵	太宫	少商	太羽
客运	太角	少徵	太宫	少商	太羽

戊寅年、戊申年："少阳，太徵，厥阴。戊寅天符，戊申天符。其运暑，其化暄暑郁燠，其变炎烈沸腾，其病上郁热，血溢血泄心痛"。少阳相火司天，中运是太徵火运，厥阴风木在泉。戊是太徵火运，而寅年、申年都是少阳相火司天。中运的徵火与司天的相火相合而同化，就是"天符"之年。戊是太徵，属于火运太过，火运太过就会暑热蒸腾。如果火运气化正常，天气就会暑热熏蒸，气温闷热。如果火运异常变动，天气就会火热炎烈，水气都会沸腾。太徵火气太过，火性类上，热邪会闭郁在人体的上部。热邪内郁，迫血妄行，就会出现各种出血症状。徵火为病，内应在心，热邪伤及心中阴血，故可见心痛。由于这二年的中运是太徵火运，所以客运应该起自太徵。生太徵的是少角，故主运起自少角（见表15）。

表 15 戊寅年、戊申年太少相生顺序

主运	少角	太徵	少宫	太商	少羽
客运	太徵	少宫	太商	少羽	太角

甲寅年、甲申年："少阳，太宫，厥阴。甲寅，甲申。其运阴雨，其化柔润重泽，其变震惊飘骤，其病体重，胕肿痞饮"。少阳相火司天，中运是太宫土运，厥阴风木在泉。甲是太宫，属于土运太过。土运太过就会阴雨频发，这是土运所主。如果土运气化正常，就会地气柔润，雨露重泽。如果土运异常变动，就会雷电震惊，暴风雨降临。土主湿浊，其性黏滞，土气太过伤及人体就会出现身体沉重、下肢肿胀、水饮停聚、心腹满胀等症状。由于这二年的中运是太宫土运，所以客运应该起自太宫。生太宫的是少徵，生少徵的是太角，故主运起自太角（见表16）。

表 16 甲寅年、甲申年太少相生顺序

主运	太角	少徵	太宫	少商	太羽
客运	太宫	少商	太羽	少角	太徵

庚寅年、庚申年："少阳，太商，厥阴。庚寅，庚申，同正商。其运凉，

其化雾露清切，其变肃杀凋零，其病肩背胸中"。少阳相火司天，中运是太商金运，厥阴风木在泉。庚年金运太过，但是逢遇寅年、申年是少阳相火司天，太过的金运被司天的相火之气所克制，使得太过的太商金运变成正商金的平运。庚是太商，属于金运太过。金性属清凉，故雾露降临、天气清凉干燥是金运气化的正常表现。如果金运异常变动，就会天气肃杀，草木凋零。商金为病，内应在肺，其引发的病症大多发作在肩背和胸中。由于这二年的中运是太商金运，所以客运应该起自太商。生太商的是少宫，生少宫的是太徵，生太徵的是少角，故主运应该起自少角（见表17）。

表17　庚寅年、庚申年太少相生顺序

主运	少角	太徵	少宫	太商	少羽
客运	太商	少羽	太角	少徵	太宫

丙寅年、丙申年："少阳，太羽，厥阴。丙寅，丙申。其运寒肃，其化凝惨溧洌，其变冰雪霜雹，其病寒浮肿"。少阳相火司天，中运是太羽水运，厥阴风木在泉。丙是太羽，属于水运太过。水运太过就会寒气流行，运主寒肃。如果水运气化正常，气候就会表现为阳光暗淡，天气寒冷。如果是水运异常变动，天气就会降下冰雪霜雹，同时也会变得更加寒冷。水运太过，气主寒冷，水性趋下，伤及肾阳，故可见四肢寒冷、浮肿等病症。由于这二年的中运是太羽水运，所以客运应该起自太羽。生太羽的是少商，生少商的是太宫，生太宫的是少徵，生少徵的是太角，故主运起自太角（见表18）。

表18　丙寅年、丙申年太少相生顺序

主运	太角	少徵	太宫	少商	太羽
客运	太羽	少角	太徵	少宫	太商

以上这十年都属于少阳相火司天，厥阴风木在泉，其气化运行比正常的天时要稍早一些。少阳相火司天，因为阳火得到了在天之位，所以天气正常。厥阴风木在泉，因为风气鼓动于地，所以会出现地气扰动，见到大风突起、尘土飞扬、炎热流行的天气。这些都是少阳相火司天，厥阴风木在泉所属之年的正常天气变化。火与木同气，它们相互配合，上下相生，风木可以生火，而火旺又可制约风木，彼此上下制约，但又各行其政。如

果火气太旺盛就会有寒水之气前来报复，这时寒气就会经常到来，人们感受寒邪就会患上寒邪内郁病证，出现腹满、泄泻等。寒邪内郁在里，火热旺盛于外，就会发生外生疮疡等病症。热气过盛，寒气来复，水火交争，寒证、热证反复发作，就会出现心郁不舒、呕吐泄泻、耳聋、视力模糊、肿胀、皮肤变色等病症。

寅年、申年司天、在泉与主气之间是怎样相互关联的？

少阳相火司天，司天的客气以相火为主要特征。它相对应的主气是厥阴风木，少阴君火，少阳相火。由于客气、主气都是以热为主象，所以人们患病也都是以热病为主证。火性炎上，热在上焦，如果客气胜了就会出现呕吐、头痛、喉痛咽肿、耳聋等症状。热邪发作于皮肤就会形成丹毒、疮疡。如果热邪发于内，就会出现手足抽搐等症状。如果主气胜了就会出现胸满、咳嗽、仰息、手足不适，严重时还会出现咳血。

厥阴风木在泉，在泉的客气以风木为主要特征。它相对应的主气是太阴湿土，阳明燥金，太阳寒水。无论是主气胜了还是客气胜了，都是风木居于土、金、水之乡。木属肝，肝主筋，如果客气胜了就会出现关节不利等症状。症状如果发作在内，就会表现为筋骨关节痉挛、强直、抽搐。症状如果表现在外，就会出现运动不便、活动受限等症状。如果主气胜了，肝木就会受制于下，出现筋骨摇动强直、腰腹经常疼痛等症状。

六气在寅年、申年中的主气、客气是怎样相互关联的？

初之气：主气是厥阴风木，客气是少阴君火。由于主气的厥阴风木与客气的少阴君火相合，同时又逢遇少阳相火司天，所以天气气候会明显感觉温暖。同时君火、相火二火合气，温热病就会开始发生，人们大多会心肺气郁，出现头痛目赤、咳嗽气逆、两胁胀痛、皮肤生疮等病症。

二之气：主气是少阴君火，客气是太阴湿土。由于客气是太阴湿土，湿土之气黏滞，所以少阴君火的气反而被抑制。然而土和火是客主相生，火生土，故人们的身体还是比较健康的。如果患病，也只是因为湿热遏制，火热郁滞在人体上部而出现咳嗽、呕吐、头痛、气逆、胸部闷痛等病症。如果主气胜了就会热气旺盛，出现周身发热、心中杂乱、身体发生疮疡等病症。

三之气：主气是少阳相火，客气是少阳相火。由于司天、主气和客气都是少阳相火，三火相合，所以炎热的天气就会非常显著。司天、主气和客气的火交织在一起，就会内里发热，出现发热、咳嗽、咽喉肿痛、鼻塞流涕、鼻出血、目赤、耳聋、视力模糊，严重时还会发生猝死。

四之气：主气是太阴湿土，客气是阳明燥金。由于客气的阳明燥金与主气的太阴湿土相合，土生金，所以人们的身体会比较平和。燥金的清凉之气和湿土的暑湿之气会交替出现，时作时止，天气就会有时炎热，有时凉爽。但是如果清燥之气胜了，肺就会受邪，出现胸中满闷。如果暑湿之气胜了，脾就会受邪，出现身体沉重。

五之气：主气是阳明燥金，客气是太阳寒水。由于客气的太阳寒水和主气的阳明燥金相合，水性寒凉，金性收敛，所以天的阳热之气就会散去，寒凉之气会随之而来，人体发散营卫之气的气门，也就是腠理的空窍就会收敛关闭。金肃水寒，人们为了躲避寒邪，免于被其伤害，就要更加注意起居了。

终之气：主气是太阳寒水，客气是厥阴风木。主气的太阳寒水和客气在泉的厥阴风木相合，水生木。由于主气的寒水又是客气，同时也是在泉的风木，这时又是地气当令的时候，所以地气会比较充实。但是如果风木流动，阳气不能收藏，人们就会出现咳嗽。如果寒气流动，人们就会出现心痛（见图42）。

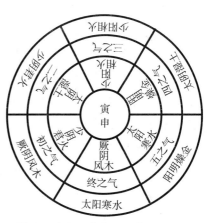

图42 寅年、申年六气客主加临图

那么寅年、申年六气的主气、客气和司天、在泉之气是怎样相互关联的？天干、地支的气运相合，也就是中运和司天、在泉之气又是怎样相互结合关联的？下面仍然按照角、徵、宫、商、羽的顺序分别排列推演。

壬寅"同天符"之年、壬申"同天符"之年："上少阳相火，中太角木运，下厥阴木。火化二，风化八，所谓正化日也。其化上咸寒，中酸和，下辛凉，所谓药食宜也"。"上"是指上临司天，少阳相火司天。"中"是指中运，太角木运，属于木运太过。"下"是指下加在泉，厥阴风木在泉。"火化二"是指地二生火，"生"是不足，这里是指司天的火热之气不足。"风化八"是指天三生木，地八成之，"成"是太过，这里是指在泉的木气太过。"正化日"是指司天、中运、在泉三气都是正气所化生，本年节气时令运行的时候没有胜气和复气。

壬是太角，属于木运太过。而寅年、申年都是厥阴风木在泉，以壬木太角下加于在泉的厥阴风木，就是木运与风木之气相合而同化的"同天符"之年。

壬是太角，属于木运太过，"岁木太过，风气流行"。上半年少阳相火司天，与中运太角木运相合，木生火，会使司天的相火更加旺盛。火热之气过于亢盛就会自伤，火属心，火气过旺就会伤及心气，故治疗适宜用咸寒的药物。"心欲软，急食咸以软之，用咸补之"。咸可以消散郁闭的心气，滋补收敛因火气太旺所导致的心气涣散、心阴不足之证。同时咸类于水，可以以水制火。咸寒同用，可以消散司天的少阳相火所导致的过旺火气。这样补心、散热二法同用，可以治疗太角与少阳相火相合而导致的各种病症。

下半年厥阴风木在泉，与中运太角木运相合，二木同气，会使木气更加亢盛。木气过于亢盛就会自伤，木属肝，木气过亢就会导致肝气的郁结，故治疗适宜用辛凉的药物。"肝欲散，急食辛以散之，用辛补之"。辛类于金，可以以金克木抵制过于亢盛的木气，又可以疏肝解郁，消散过于郁闭的肝木之气。下半年太角木运与厥阴风木相合致使木气过于亢盛，木郁就会化火，凉可以消散木气郁闭所化之火，清除热气。辛凉合用，可疏肝行气、解郁清热，共同治疗下半年二木相合所导致的各种病症。

全年的治疗适宜用酸平的药物。中运木气太过就会自伤，木属肝，肝木受伤就会涣散或郁闭。酸类于木，入肝。酸味养肝，可以收敛耗散的肝气，行散郁闭的肝气。而平药可以调和诸药诸气的平和，使它们平和而无偏性。酸平合用，可共同治疗太角木运太过所导致的各种病症。

戊寅"天符"之年、戊申"天符"之年："上少阳相火，中太徵火运，下厥阴木。火化七，风化三，正化度也。其化上咸寒，中甘和，下辛凉，药食宜也"。"上"是指上临司天：少阳相火司天。"中"是指中运：太徵火运，属于火运太过。"下"是指下加在泉，厥阴风木在泉。"火化七"是指地二生火，天七成之，"成"是太过，这里是指司天的火气太过。"风化三"是指天三生木，"生"是不足，这里是指在泉的木气不足。"正化度"是指司天、中运、在泉三气都属于正气所化生，本年节气时令运行的时候没有胜气和复气。

戊是太徵，属于火运太过，而寅年、申年都是少阳相火司天，以中运的戊火和司天的相火相合而同化，就是"天符"之年。"天符"之年所侵犯的是司天之气。天是生命的根本，司天之气受到损伤的"天符"之年所患的疾病，大多急速而危重。但是戊申年和戊寅年不同，申的岁支是金，故申年金旺。火克金，金旺虽然不能反侮"天符"之年的火，但可以使火气稍稍受到抑制而不至于过度亢盛，因此在戊申年，人们患疾病的严重程度比戊寅年稍微轻一些。

戊是太徵，属于火运太过，"岁火太过，炎暑流行"。上半年少阳相火司天，与中运太徵火运相合，二火同气，就会使火热之气更加旺盛。火气过旺就会自伤，火属心，火气太旺就会伤及心气，故治疗适宜用咸寒的药物。"心欲软，急食咸以软之，用咸补之"。咸可以疏解郁闭的心气，滋补虚损的心阴。同时咸类于水，可以以水制火。而寒可以制热。咸寒合用，可以消散二火相合导致的火热之气，滋补心阴，疏解郁闭的心气，共同治疗太徵与相火合气出现火热亢盛所导致的各种病症。

下半年厥阴风木在泉，与中运太徵火运相合。木本来生火，但现在太徵火运亢盛，火热反侮木，就会造成木气的伤害。木属肝，火热过亢就会伤及肝木，造成木气的损伤，故治疗适宜用辛凉的药物。"肝欲散，急食辛以散之，用辛补之"。火热伤及肝木，可导致肝气郁结不舒。辛可以行散肝气，消解郁滞的气机。而凉可以清热，消除中运太徵旺盛所生的火热之气。辛凉合用，可疏肝解郁、行气清热，共同治疗下半年厥阴风木与太徵火运相合而导致的各种病症。

全年的治疗适宜用甘平的药物。太徵之年火运过亢就会自伤，火属心，火气过亢则会导致心气郁滞。"心欲软，急食咸以软之，甘泻之"。甘可以疏泄郁闭的心气。火运过亢会反侮木，木属肝，肝木被火伤害就会导致肝阳上亢。"肝苦急，急食甘以缓之"。甘可以降泄过于亢盛的肝阳，养阴补阴，用以滋补火运太过对各脏腑阴精的损伤。而平药可以调和诸药、诸气的平和。甘平同用，可养心疏肝、滋阴和气，共同治疗全年太徵火运太过所造成的各种病症。

甲寅年、甲申年："上少阳火，中太宫土运，下厥阴木。火化二，雨化五，风化八，正化度也。其化上咸寒，中咸和，下辛凉，药食宜也"。"上"是指上临司天，少阳相火司天。"中"是指中运，太宫土运，属于土运太过。"下"是指下加在泉，厥阴风木在泉。"火化二"是指地二生火，"生"是不足，这里是指司天的火气不足。"雨化五"是指天五生土，"雨"是天化，为太过，这里是指中运土运太过。"风化八"是指天三生木，地八成之，"成"是太过，这里是指在泉的木气太过。"正化度"是指司天、中运、在泉三气都属于正气所化生，本年节气时令运行的时候没有胜气和复气。

甲是太宫，属于土运太过，"岁土太过，雨湿流行，肾水受邪"。上半年少阳相火司天，与中运太宫土运相合。火生土，火土二气属于同气相合，故治疗适宜用咸寒的药物。相火司天，火热之气亢盛。咸类于水，可以以水制火，而寒可以制热。咸寒合用，可以缓解消散司天少阳相火所导致的火热之象。

下半年厥阴风木在泉，与中运太宫土运相合。木本来克土，但现在土旺反侮木，致使木气受到伤害。木属肝，肝受伤就会使肝气郁结不舒，故治疗适宜用辛凉的药物。"肝欲散，急食辛以散之，用辛补之"。肝气郁结，气滞则血瘀，辛可以疏泄郁闭的肝气，又能温肝散寒、化瘀止痛，治疗肝气郁结导致的各种症状。肝木久郁就会化火，凉可以清热，治疗肝气郁结化火而导致的肝阳上亢。辛凉合用，可共同治疗厥阴风木与太宫土运相合所导致的各种病症。

全年的治疗适宜用咸平的药物。太宫土运过旺就会自伤，土属脾，脾伤就会运化失常，土运过旺则雨湿流行，这时又遇脾虚，就会使湿气大行，故治疗适宜用咸平的药物。"脾苦湿，急食咸以燥之"。咸可以健脾燥湿，用以治疗脾虚湿盛证。咸平同用可以补益肾阳，以肾阳的强壮资助脾阳，从而消除湿浊之气。平药可以调和诸药诸气的平和。二药同用，可健脾除湿、补阳强肾、调和诸气，共同治疗太宫土运过旺所导致的各种病症。

庚寅年、庚申年："上少阳相火，中太商金运，下厥阴木。火化七，清化九，风化三，正化度也。其化上咸寒，中辛温，下辛凉，药食宜也"。"上"是指上临司天，少阳相火司天。"中"是指中运，太商金运，属于金运太过。"下"是指下加在泉，厥阴风木在泉。"火化七"是指地二生火，天七成之，"成"是太过，这里是指司天的火气太过。"清化九"是指地四生金，天九成之，"成"是太过，这里是指中运的金气太过。"风化三"是指天三生木，"生"是不足，这里是指在泉的木气不足。"正化度"是指司天、中运、在泉三气都属于正气所化生，本年节气时令运行的时候没有胜气和复气。

庚是太商，属于金运太过，"岁金太过，燥气流行，肝木受损"。上半年少阳相火司天，与中运太商金运相合。火克金，太过的金运被司天的相火所克制，使金虽然有收敛的功能，但没有争夺其他脏腑气机的能力。虽然还有肃杀之气，但不会伤害其他脏腑，故在治疗适宜用咸寒的药物。咸类于水，金水同源，金运受伤虚衰，金生水，以子养母，以水养金，资助受伤的中运金气。同时咸还可以制火，寒可以清热，二者可共同消除司天相火所生的火热之气。咸寒合用，可养金、清热、制火，共同治疗上半年相火之气亢盛对肺金的伤害以及由此造成的各种病症。

下半年厥阴风木在泉，与中运太商金运相合。金克木，会使木气受到伤害，木属肝，肝木受伤就会肝气郁闭，故在治疗适宜用辛凉的药物。"肝欲散，急食辛以散之，用辛补之"。辛可以行气解郁，疏泄肝木受伤而导致郁闭的气机。辛又能温肝散寒止痛，用于治疗肝郁气血瘀滞而导致的寒凉疼痛。肝气郁结久化火，凉可以消除肝火。金运太过就会自伤，金属肺，金气过亢就会导致肺气闭郁。辛类于金，入肺，可以宣通发散闭郁的肺气。辛凉合用，既可以发散金木郁闭的气机，又可以消除气机郁闭化火所生的热象，共同治疗下半年厥阴风木与太庚金运相合而导致的各种病症。

全年的治疗适宜用辛温的药物。庚年金运太过，金运太过就会自伤。金属肺，辛类于金，入肺，可以宣通肺气，发散解郁。金性属清凉，而温可以温散清凉之气，调和金的清肃之性。辛温合用，可宣肺、行气、温寒，共同治疗太商金运太过所导致的各种病症。

丙寅年、丙申年："上少阳火，中太羽水运，下厥阴木。火化二，寒化六，风化三，所谓正化日也。其化上咸寒，中咸温，下辛温，所谓药食宜也"。"上"是指上临司天，少阳相火司天。"中"是指中运，太羽水运，属于水运太过。"下"是指下加在泉，厥阴风木在泉。"火化二"是指地二生火，"生"是不足，这里是指司天的火气不足。"寒化六"是指天一生水，地六成之，"成"是太过，这里是指中运的水气太过。"风化三"是指天三生木，"生"是不足，这里是指在泉的木气不足。"正化日"是指司天、中运、在泉三气都属于正气所化生，本年节气时令运行的时候没有胜气和复气。

丙是太羽，属于水运太过，"岁水太过，寒气流行，邪害心火"。丙寅、丙申年虽然都是太羽水运，但是又有不同之处。在丙申年，因为申在岁支年属金，而金生水，可资助中运水运，使水运更加旺盛。而水克火，故在少阳相火司天主气的时候，人们发生疾病的概率相对较小。

上半年少阳相火司天，与中运太羽水运相合，水虽然克火，但司天的相火之气亢盛，水火相济，故治疗适宜用咸寒的药物。咸类于水，助水运旺盛来制火。寒可以消散相火所生的热象。咸寒合用，可以清热凉血，防止火热之气对阴血的伤害。这样制火、清热、凉血三法合用，可共同治疗上半年因司天的相火之气过于旺盛而产生的各种病症。

下半年厥阴风木在泉，与中运太羽水运相合，水生木，会使木气过于旺盛。木气过旺就会自伤，木属肝，肝气过旺就会伤及肝阴，同时造成肝气郁结不舒，故治疗适宜用辛温的药物。"肝欲散，急食辛以散之，用辛补之"。辛类于金，可以以金制木，消散郁闭的肝气，滋补受伤的肝阴。太羽水运太过，水主寒冷，温药可以消除寒冷之气。辛温合用，可疏泄行散肝郁、滋补肝阴、消散寒气，共同治疗下半年厥阴风木在泉与中运太羽相合所产生的各种病症。

全年的治疗适宜用咸温的药物。中运太羽水运太过伤害心火，导致心气郁结，心阴心阳受损。"心欲软，急食咸以软之，用咸补之"。咸可以软散心气的郁结，滋补心阴。温可以温散太羽水运太过所生的寒气。咸温合用，可以补益肾阳，以充足的肾阳资助心阳，还可软坚散郁，滋补心肾阴阳之气，温散寒冷的水气，共同治疗太羽水运太过所导致的各种病症。

以上这十年主气的五运都属于阳年。壬木、戊火、甲土、庚金、丙水年都属于太过之年。而这十年又都是少阳相火司天，厥阴风木在泉。

上半年少阳相火司天，司天的相火之气过于亢盛就会自伤，火属心，故治疗大多选用咸寒的药物。"心欲软，急食咸以软之，用咸补之"。咸可以消散郁闭的心气，滋补心阴。而咸又类于水，可以水制火，消散司天相火的火热之象。寒可以消散相火产生的火热之象。咸寒合用，既可以治疗心脏所受到的伤害，又可以清热凉血，消散火热对人体的损害。

下半年厥阴风木在泉，风木之气过于旺盛就会自伤，故治疗大多选用辛凉的药物。"肝欲散，急食辛以散之，用辛补之"。辛可以消散木气过旺所导致的肝气郁结，补益肝木。同时辛类于金，可以以金制木，消除肝木的亢盛之气。木气郁闭久而化火，凉可以消散木气郁闭所化生的火热之象。少阳相火司天，火克金就会金郁，厥阴风木在泉，木克土就会土郁，故治疗应消散郁结的气机，抑制太过的气运，滋补不足的气运，可以适当选用渗泄的治疗方法清除二便的闭实不通，也可以适当选用宣通发汗的治疗方法来清除皮肤腠理的邪气。此外，临证时还要认真观察气运的寒热温凉、盛衰的不用，尽可能选用正确的治疗方法，合理使用药物，从而使治疗时对脏腑不至于伤害太过，保护脏腑的真气。

在这十年中，有中运与司天之气同热化的，如太角木运、太徵火运，治疗应以清热为主，多选用寒凉的药物进行治疗。因为寒凉可以清泄中运和司天相合所生的火热之象。如果是中运与在泉同风化的，如太宫土运、太商金运、太羽水运，治疗多选用辛凉的药物。因为辛可以消散风木郁结的气机，凉可以清除木郁久而化火所生的热象。但是太宫、太商、太羽之年中运与司天、在泉相合不会生成风热的气化，故治疗应当尽量少用寒凉的药物，以避免阴寒之气滞留在人体内而带来新的病症。这就要求在临床诊断治疗时，要根据气候的正常与反常灵活选择性味适宜的药物，尽可能应用正确的治疗方法，这也是治疗疾病最基本的法则。

（四）卯年、酉年

凡是地支年逢卯年、酉年，都是阳明燥金司天，少阴君火在泉（见图 43）。

阳明燥金司天，司天的燥气向下降临。金克木，由于金盛伐木，所以疾病大多会发生在肝。足厥阴肝经行于两胁，肝患病就会出现两胁胀痛，尤以左胁为著等症状。肝开窍在目，肝患病就会出现眼目红赤等症状。肝主风，故可见寒战、颤动、眩晕等症状。肝与胆相表里，如果

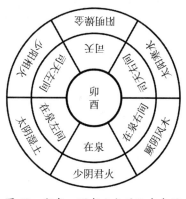

图 43　卯年、酉年六气司天在泉图

足少阳胆经受到伤害，就会出现胸胁疼痛不能转动、面部像总是有尘土污垢一样等症状。这些病症都是因为司天的燥金之气亢盛所形成的。如果足背第一、二跖骨结合处前凹陷处的太冲脉扪摸不应手时，就说明肝木伤害较重，属于比较危重的证候。扪摸此动脉是否应手，观察其有无，是因为肝脉的气行至于此才会有脉气的搏动。如果脉气的搏动扪摸不清甚至消失，就说明脏气损害较重，属于危重的证候。

阳明燥金司天对应的是少阴君火在泉。少阴君火在泉，火热的淫邪流行于大地，故天气会暴热。火性炎上，火热之气被抑郁而得不到发散，就

会出现热气上冲胸中、心中时时疼痛。火邪乘肺，就会出现恶寒发热如疟、时冷时热、喘息而不能久立。寒与热交错发生，就会出现皮肤触痛。热盛伤阴，火在阴分，就会出现失眠、眼睛畏光、小便色黄等症状。热邪伤害足阳明胃经，就会出现牙齿疼痛动摇、腮部肿胀等症状。热邪留滞中焦，就会出现腹部胀大、腹中常鸣等症状。热邪留滞下焦，就会出现少腹疼痛等症状。这些病症都是因为在泉君火的热邪旺盛所产生的。

卯年、酉年是阳明燥金司天，少阴君火在泉，那中运的分布是怎样排列的？它们又会产生哪些症状？下面按照角、徵、宫、商、羽的顺序分别排列推演。

丁卯年、丁酉年："阳明，少角，少阴，清热胜复同，同正商。丁卯岁会，丁酉，其运风，清热"。阳明燥金司天，中运是少角木运，少阴君火在泉。丁是少角，属木运不及，故金的清气是胜气。清气太过，必有复气，火克金，故火热之气是清的复气。胜气和复气强弱的程度大致是相同的。木运不及，燥乃大行。中运大行，金的胜气与司天的阳明燥金二气相合，形成正商金的平气。木运不及之年，中运少角的风是本运的运气，清是风的胜气，热是清的复气。由于这二年的中运是少角木运，所以客运、主运都是起自少角（见表19）。

表 19　丁卯年、丁酉年太少相生顺序

主运	少角	太徵	少宫	太商	少羽
客运	少角	太徵	少宫	太商	少羽

癸卯年、癸酉年："阳明，少徵，少阴，寒雨胜复同，同正商。癸卯，癸酉，其运热寒雨"。阳明燥金司天，中运是少徵火运，少阴君火在泉。癸是少徵，属于火运不及，故水的寒气是胜气。寒水之气太过，必有复气，雨土之气是寒水的复气。胜气和复气强弱的程度是大致相同的。癸年是火运，火克金，原本会损害司天的燥金，但癸年的火运不及，使寒水大行，又逢阳明燥金司天，金水相生，使原本被癸火抑制的燥金得到资助，而成为正商金的平气。火运不及之年，中运少徵的热是本运的运气，寒是热的胜气，雨是寒的复气。由于这二年的中运是少徵火运，所以客运应该起自少徵。生少徵的是太角，故主运应该起自太角（见表20）。

表 20　癸卯年、癸酉年太少相生顺序

主运	太角	少徵	太宫	少商	太羽
客运	少徵	太宫	少商	太羽	少角

己卯年、己酉年："阳明，少宫，少阴，风凉胜复同。己卯，己酉，其运雨风凉"。阳明燥金司天，中运是少宫土运，少阴君火在泉。己是少宫，属于土运不及，故木的风气是胜气。木风之气太过，必有复气，故金的凉气是木风的复气。胜气和复气的强弱程度是大致相同的。土运不及之年，中运少宫的雨是本运的运气，风是雨的胜气，凉是风的复气。由于这二年的中运是少宫土运，所以客运应该起自少宫。生少宫的是太徵，生太徵的是少角，故主运应该起自少角（见表 21）。

表 21　己卯年、己酉年太少相生顺序

主运	少角	太徵	少宫	太商	少羽
客运	少宫	太商	少羽	太角	少徵

乙卯年、乙酉年："阳明，少商，少阴，热寒胜复同，同正商。乙卯天符，乙酉岁会，太一天符，其运凉热寒"。阳明燥金司天，中运是少商金运，少阴君火在泉。乙是少商，属于金运不及，故火的热气是金运的胜气。火热之气太过，必有复气，寒水之气是火热的复气。胜气和复气的强弱程度是大致相同的。乙年少商金运不及，但是得到了司天的阳明燥金资助，使少商不及的金运变成了正商金的平运。乙卯是"天符"之年，乙酉是"岁会"之年，既为"天符"，又为"岁会"，故为"太一天符"之年。金运不及之年，中运少商的凉是本运的运气，热是凉的胜气，寒是热的复气。由于这二年的中运是少商，所以客运应该起自少商。生少商的是太宫，生太宫的是少徵，生少徵的是太角，故主运应该起自太角（见表 22）。

表 22　乙卯年、乙酉年太少相生顺序

主运	太角	少徵	太宫	少商	太羽
客运	少商	太羽	少角	太徵	少宫

辛卯年、辛酉年："阳明，少羽，少阴，雨风胜复同。辛卯，少宫同。辛酉，辛卯，其运寒雨风"。阳明燥金司天，中运是少羽水运，少阴君火在

泉。辛是少羽，属于水运不及，故土的雨湿之气是胜气。雨湿之气太过，必有复气，风木之气是土的雨湿之气的复气。胜气和复气的强弱程度是大致相同的。辛年水运不及，水运不及致使土气大行，故辛年的气化等同于少宫土运不及之年。水运不及之年，中运少羽的寒是本运的运气，雨是寒的胜气，风是雨的复气。由于这二年的中运是少羽水运，所以客运应该起自少羽。生少羽的是太商，生太商的是少宫，生少宫的是太徵，生太徵的是少角，故主运应该起自少角（见表23）。

表23　辛卯年、辛酉年太少相生顺序

主运	少角	太徵	少宫	太商	少羽
客运	少羽	太角	少徵	太宫	少商

以上这十年都是阳明燥金司天，少阴君火在泉。由于卯年、酉年在地支年中都属于阴年，所逢遇的五运都是岁运不及之年，故岁气不足时的气化运行会比正常的天时慢一些。卯酉之气属阴年，燥金之气不及，就会形成火胜木强的气运。火克金，现在金弱火胜，则火气胜出。金本克木，现在金弱克木无力，故木气强盛。卯年、酉年因为火气胜则多阳少阴，因为木气强则使风燥之气横行于岁运，流动于气交之中，火气的表现是急躁，在这种情况下，人们大多会患咳嗽、咽喉肿塞、突然发寒发热、寒战、二便不通等。

上半年司天燥金的清金之气劲而有力，下半年在泉的少阴火热之气急暴，天气地气，金火相持。金气和火气的发作都很急迫，阴阳互扰，胜复互作，致使胜复的变化常常是纷乱的。清气和热气相持在气交之中，故治疗时要随时关注症状的变化，如果是岁运与司天同时为清金之气的，就要多用火热的药物治疗。如果是岁运与在泉同为火热之气的，就要多用清凉的药物治疗。

卯年、酉年司天、在泉和主气之间是怎样相互关联的？

阳明司天，司天的客气以燥金为主要特征。它相对应的主气是厥阴风木，少阴君火，少阳相火。金气大多与火相合时则是客气不胜主气，而阳明燥金是以清肃作为气之本。如果清肃之气旺盛而有余于内，则热邪承受后会出现咳嗽、衄血、嗌咽窒塞等，这都是因为肺金受伤，而热在内被清凉束缚所致。如果肺金损伤严重，就会出现咳嗽不止、面色苍白等。如果出现咳血不止，则大多是较危重的病症，甚至会死亡。

少阴在泉，在泉的客气以君火为主要特征。它相对应的主气是太阴湿土，阳明燥金，太阳寒水。如果客气胜了就会出现腰痛，尻、股、膝、髀、腨、胻、足部不适并且有无规律的灼热而酸痛，这是因为火居留在阴分所致。如果出现小腿肿胀不能久立，则是因为火在太阴。如果主气胜了，就会使君火受制于群阴，火郁在内，气逆上冲就会出现心痛、发热等。如果阴盛火虚，疾病就会发作于胸胁，出现出汗多、四肢厥冷。

六气在卯年、酉年中的主气和客气是怎样相互关联的？

初之气： 主气是厥阴风木，客气是太阴湿土。由于上一年在泉之气是厥阴风木，而该年初之气的主气也是厥阴风木，故客气是太阴湿土。主气是风，客气是湿。风为阳，湿为阴。风湿相合为病会伤及脾肾二脏，出现内热胀满、面目浮肿、喜睡眠、鼻流清涕、喷嚏、爱打哈欠、呕吐、小便色赤、尿频尿急、淋漓不断等病症。

二之气： 主气是少阴君火，客气是少阳相火。由于客气的少阳相火在春分之后主气，所以阳气敷布，人们会感到舒畅。但主气是君火，客气是相火，二火交织在一起，臣位在君位之上则气不正，故会暴发疫病，造成人们突发的死亡。

三之气： 主气是少阳相火，客气是阳明燥金。由于客气的阳明燥金与司天的燥金之气相合，所以清凉之气运行。但主气是少阳相火当令，燥与热相互交合。金主清凉，当燥气到了极点就会化为润泽。由于在相火的阳盛之时又逢司天燥金所主的清凉之气，所以人们会患寒热错杂病证。

四之气： 主气是太阴湿土，客气是太阳寒水。由于主气的太阴湿土与客气的太阳寒水相合致使寒湿之气盛行，所以人们会感觉寒冷发抖。这时又逢少阴君火在泉，君火与寒水相犯，寒在外而火郁在内无法发散，火扰心神，就会出现突然仆倒、胡言乱语、心中疼痛。君火与寒水相合致使心肾二经受损，如果火旺就会出现咽喉干燥、口渴引饮等，如果水旺就会出现寒冷发抖、骨软无力等。

五之气： 主气是阳明燥金，客气是厥阴风木。由于主气是阳明燥金，客气是厥阴风木，在泉又是少阴君火，所以金克木，火克金，清气平和，人们会感觉很舒服。

终之气： 主气是太阳寒水，客气是少阴君火。由于客气是少阴君火，

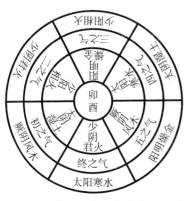

图 44 卯年、酉年六气客主加临图

主气是太阳寒水，所以人们会比较平安，此时气候反而温暖。但是由于在泉的君火与客气的君火相合，所以极易发生温热病证（见图 44）。

那么卯年、酉年六气的主气、客气与司天、在泉之气是怎样相互关联结合的？天干、地支的气运相合，也就是中运与司天、在泉之气又是怎样相互关联的？下面仍然按照角、徵、宫、商、羽的顺序分别排列推演。

丁卯"岁会"之年、丁酉年："上阳明金，中少角木运，下少阴火，清化热化胜复同，所谓邪气化日也。灾三宫。燥化九，风化三，热化七，所谓正化日也。其化上苦小温，中辛和，下咸寒，所谓药食宜也"。"上"是指上临司天，阳明燥金司天。"中"是指中运，少角木运，属于木运不及。"下"是指下加在泉，少阴君火在泉。"燥化九"是指地四生金，天九成之，"成"是太过，这里是指司天的燥金之气太过。"风化三"是指天三生木，"生"是不足，这里是指中运少角木运不足。"热化七"是指地二生火，天七成之，"成"是太过，这里是指在泉的君火之气太过。丁是少角，属木运不及，"岁木不及，燥乃大行"。丁年木运不及无力抵抗克制之气，金克木，燥属金，金的清气就会旺盛而胜出。金气盛就会清化，故金的清化之气就是木的胜气。清金之气过于亢盛，物极必反，火克金，就会有火的热气报复亢盛的清金之气，故火的热化是金的清化的复气。胜气亢盛，复气也亢盛，胜气微弱，复气也微弱，它们之间的强弱程度是大致相同的。但是这些都不是正气所化生的，故称为"邪气化日"。"三宫"是东方震宫，"灾三宫"是指所致的灾害在东方震木宫。"正化日"是指司天、中运、在泉三气都属于正气所化生。

丁年是木运，而卯在东方属木。通主一年的中运之气与岁支之气相同，故丁卯年是"岁会"之年。"岁会"之年感受邪气而生病的，由于正邪之气相持不下，所以病情大多徐缓，但持续时间很久。

丁年木运不及而使燥气大行。上半年阳明燥金司天，中运的胜气清金与司天的燥金相合，使金气大盛。金克木，燥气下临，肝木上从，故受伤害的是三宫震木宫。金气过于亢盛会自伤，故治疗适宜用苦小温的药物。肺金亢盛，肺气郁闭则要用苦药泄肺。"肺苦上逆，急食苦以泄之"。金的本气属于清凉，用小温的药物可缓缓温散清寒之气，而不宜用大温大热的药物驱散寒凉，以免伤及肺金的本气，留邪在肺。下半年少阴君火在泉，木本来生火，但现在火旺伤母，仍然伤害了三宫震木宫，故治疗适宜用咸寒的药物。辛类于金入肺，既可以宣通肺气，又可以行散解郁以消除肝木郁滞。而和药可以缓急和中，调和药性，用于治疗全年的金气亢盛、木气郁滞所致的各种病症。

癸卯"同岁会"之年、癸酉"同岁会"之年："上阳阴金，中少徵火运，下少阴火，寒化雨化胜复同，所谓邪气化日也。灾九宫。燥化九，热化二，所谓正化日也。其化上苦小温，中咸温，下咸寒，所谓药食宜也"。"上"是指上临司天，阳明燥金司天。"中"是指中运，少徵火运，属于火运不及。"下"是指下加在泉，少阴君火在泉。"燥化九"是指地四生金，天九成之，"成"是太过，这里是指司天的燥金之气太过。"热化二"是指地二生火，"生"是不足，这里是指中运少徵和在泉的火气不足。癸是少徵，属于火运不及，"岁火不及，寒乃大行"。寒属水，水克火，火运不及无力抵抗克制之气，水的寒气就会旺盛而胜出，故水的寒化是火的胜气。寒化之气过于旺盛，物极必反，土克水，就会有土的雨化报复亢盛的寒水之气，故土的雨化是水的寒化的复气。胜气亢盛，复气也亢盛，胜气微弱，复气也微弱，它们之间的强弱程度是大致相同的。但是这些都不是正气所化生的，故称为"邪气化日"。"九宫"是南方离宫，"灾九宫"是指火运不及所致的灾害在南方离火宫。"正化日"是指司天、中运、在泉三气都属于正气所化生。

癸是少徵，属于火运不及，而卯年、酉年都是少阴君火在泉，不及的中运癸火与在泉的少阴君火相合而同化，故这两年都是"同岁会"之年。

癸年火运不及以致寒气大行。上半年阳明燥金司天。金气清凉，与寒气属于同一性质，而寒水克火，受到伤害的是九宫，即南方离火宫，故治疗适宜用苦小温的药物。苦类于火，可以资助不及的火运抵御清寒之气，又能燥湿，治疗雨化的复气所生的湿气，还可以泄除肺气滞涩。温药可以治疗中运的不及所生的胜气和司天之气相合产生的清寒之气。用小温而不用大温大热之药，一是因为中运的寒化只是胜气不会太持久，而中运的本气是火运，二是因为司天的清气是肺金的本气，用小温的药物既可以调理温散清寒之气的过于亢盛，又可祛邪而不留邪在肺金。

下半年少阴君火在泉，同时又是"同岁会"之年。中运的癸火与在泉的君火二火相合，会使下半年火热之气旺盛，故治疗适宜用咸寒的药物。咸类于水，以水克火，寒可以清热。咸寒同用可以清热凉血，用以治疗下半年的火热之气。

全年适用咸温的药物治疗。癸年虽是不及之年，但毕竟是火运，它与在泉的君火合气同化，二火相合热气旺盛。咸类于水，以水治火，可以清热泻火，治疗火热同气的热邪。温可以治寒，上半年的清气寒化之气较盛，用温药可温散寒气。同时咸温合用又可以补益肾阳，使元阳亢盛，肾阳上助心阳，以此资助中运虚衰的火运。

己卯年、己酉年："上阳明金，中少宫土运，下少阴火，风化清化胜复同，邪气化度也。灾五宫。清化九，雨化五，热化七，正化度也。其化上苦小温，中甘和，下咸寒，药食宜也"。"上"是指上临司天，阳明燥金司天。"中"是指中运，少宫土运，属于土运不及。"下"是指下加在泉，少阴君火在泉。"清化九"是指地四生金，天九成之，"成"是太过，这里是指司天的燥金之气太过。"雨化五"是指天五生土，"雨"是天化，这里是指中运的土运不足。"热化七"是指地二生火，天七成之，"成"是太过，这里是指在泉的君火之气太过。己是少宫，属于土运不及，"岁土不及，风乃大行"。风属木，木克土，少宫土运不及无力抵抗克制之气，风木之气就会胜出，故木的风化之气是土的胜气。风木之气过于亢盛，物极必反，金克木，就会有金的清化之气报复过于亢盛的风木之气，故金的清化之气是木的风化之气的复气。胜气亢盛，复气也亢盛，胜气微弱，复气也微弱，它们之间的强弱程度是大致相同的。但是这些都不是正气所化生的，故称为"邪气化度"。"五宫"是中央宫位，"灾五宫"是指所致的灾害在中央脾土宫。"正化度"是指司天、中运、在泉三气都属于正气所化生。

己年土运不及而导致风气大行。上半年阳明燥金司天。土本来生金，但现在土虚金胜，金反侮土，使脾土受害，伤害的是中央脾土宫，故治疗适宜用苦小温的药物。金气过旺，肺金会自伤，"肺苦上逆，急食苦以泄之"。苦可以泄除肺的闭郁之气，又能燥湿，治疗脾土虚所致的湿气。用小温的药既可以温散金过度的清凉之气，又不至于过热而留邪在肺，还可以温暖脾阳，补益脾土。

下半年少阴君火在泉。火本来生土，但现在火旺土虚，火热之邪仍然会伤害中央脾土宫，故治疗适宜用咸寒的药物。咸类于水，以水制火，而寒可以清热，咸寒同用可以清热凉血，用于治疗下半年在泉的火热之象。

全年适宜用甘平的药物。甘类于土，可以入脾，以滋养脾土资助中运虚衰的土运，而平药能够补益中气，调和药性。甘平同用，既可以补脾，又可以补肺，还可以调和诸气，用于治疗土运不及之年产生的各种病症。

乙卯"天符"之年、乙酉"太乙天符"之年："上阳明金，中少商金运，下少阴火，热化寒化胜复同，邪气化度也。灾七宫。燥化四，清化四，热化二，正化度也。其化上苦小温，中苦和，下咸寒，药食宜也"。"上"是指上临司天，阳明燥金司天。"中"是指中运，少商金运，属于金运不及。"下"是指下加在泉，少阴君火在泉。"燥化四"是指地四生金，"生"是不足，这里是指司天的燥金之气不足。"清化四"是指地四生金，"生"是不足，这里是指中运的金运不足。"热化二"是指地二生火，"生"是不足，这里是指在泉的君火之气不足。乙是少商，属金运不及，"岁金不及，炎火乃行"。火克金，金运不及无力抵抗克制之气，火的热化就会旺盛而胜出，故火的热化是金的胜气。火热之气过于亢盛，物极必反，水克火，就会有水的寒化报复亢盛的火热之气，故水的寒化是火的热化的复气。胜气亢盛，复气也亢盛，胜气微弱，复气也微弱，它们之间的强弱程度大致是相同的。但是这些都不是正气所化生的，故称为"邪气化度"。"七宫"是西方兑宫，"灾七宫"是指所致的灾害在西方兑金宫。"正化度"是指司天、中运、在泉三气都属于正气所化生。

乙是少商金运，而卯年、酉年都是阳明燥金司天。中运的乙金和司天的燥金相合而同化，就是"天符"之年。同时乙为金运，酉在西方属金，中运乙年的金和岁支酉年的金气相同，就是"岁会"之年。而乙年的金运又与酉年司天的阳明燥金，以及酉在岁支所属的西方金位三气会合，成了"太乙天符"之年。在"天符"感受邪气生病的，病情大多急速而危重。在"岁会"之年感受邪气而生病的，病情大多徐缓但会持久。但是伤于"太乙天符"的邪气而生病的，邪气较重，病情大多危重而且可能暴死。

乙年少商金运不及导致炎火大行。上半年阳明燥金司天，少商金与阳明燥金二金相合，使金气旺盛。但不及的金运和司天的燥金都是不足的生数，虽然二金合气，但仍然会使被炎火所克制的金气受到伤害，这也同样会伤害西方兑金宫，故治疗适宜用苦小温的药物。苦可以泄肺理气，温可以温散寒凉。苦温合用，既可以祛除金的清凉之气，又可以通泄肺的郁闭之气。由于清凉之气是肺金的本气，所以用小温药，而不用大热的药物，以防止药物的热毒留邪在肺而伤及本脏气机。

下半年少阴君火在泉。火克金，则会伤害西方兑金宫，故治疗适宜用咸寒的药物。咸类于水，以水制火，寒可以清热。咸寒同用，可以抑制金运不及导致炎火的胜气与在泉的君火相合产生的火热之象。

全年治疗宜用苦平的药物。乙卯、乙酉年是"天符"之年，而乙酉年既是"天符"，又是"岁会"，还是"太乙天符"之年。诸金相合，金主清凉，苦类于火，可以以苦温散清凉的寒气，而平药可以调和诸气，故全年适宜用苦平的药温寒调和，以达到祛邪而不伤正的目的。

辛卯年、辛酉年："上阳明金，中少羽水运，下少阴火，雨化风化胜复同，邪气化度也。灾一宫。清化九，寒化一，热化七，正化度也。其化上苦小温，中苦和，下咸寒，药食宜也"。"上"是指上临司天，阳明燥金司天。"中"是指中运，少羽水运，属于水运不及。"下"是指下加在泉，少阴君火在泉。"清化九"是指地四生金，天九成之，"成"是太过，这里是指司天的燥金之气太过。"寒化一"是指天一生水，"生"是不足，这里是指中运的水运不足。"热化七"是指地二生火，天七成之，"成"是太过，这里是指在泉的君火之气太过。辛是少羽，属于水运不及，"岁水不及，湿乃大行"。湿属土，土克水，少羽的水运不及无力抵抗克制之气，土的雨化之气就会胜出，故土的雨化之气是水的胜气。土的雨化之气过于亢盛，物极必反，木克土，就会有木的风化之气报复过于亢盛的雨化之气，故木的风化是土的雨化的复气。胜气亢盛，复气也亢盛，胜气微弱，复气也微弱。它们之间的强弱程度大致是相同的。但是这些都不是正气所化生的，故称为"邪气化度"。"一宫"是北方坎宫，"灾一宫"是指所致的灾害在北方坎水宫。"正化度"是指司天、中运、在泉三气都属于正气所化生。

辛年是少羽水运不及而导致湿气大行。上半年阳明燥金司天，金水相生，但水运不及而导致土气过旺，土克水，会伤害北方坎水宫，故治疗适宜用苦小温的药物。水的主气是寒凉，金的主气是清凉，金水相合则寒凉之气旺盛，而水运不及又会导致湿气旺盛，湿也属于寒凉，三气相合则寒凉之气更加明显。苦类于火，火可以制水寒之气，而温药可以散寒。苦温同用，可以祛除三气相合的寒凉之气。同时土湿之气大行，苦药可以燥湿，治疗过于旺盛的雨湿之气。用小温的药而不用大热的药物，是因为清气是肺金的本气，不用大温大热可防止热邪滞留于肺，使祛邪既不伤正又不留邪。

下半年少阴君火在泉，火热之气伤水，仍然会伤害北方坎水宫，故治疗适宜用咸寒的药物。咸类于水，可以入肾养肾，资助受伤害的坎水宫。同时，"脾苦湿，急食咸以燥之"。火热之气伤水使不及的水运更加虚衰，从而导致雨湿之气旺盛，咸药还可以燥除湿邪。寒可以制火，用以清除在泉君火产生的火热之象。咸寒同用，可补肾、燥湿、祛火，共同治疗中运与在泉相交而导致的各种病症。

全年治疗宜用苦平的药物。苦类于火，既可以治疗上半年寒凉湿所产生的病症，又可以燥除全年的雨湿之气。而平药可以调和诸气、诸药，使之平和而无偏性。苦平同用，可治疗全年寒湿之气过于亢盛而产生的各种病症。

以上这十年主气的五运都属于阴年。丁木、癸火、己土、乙金、辛水都是不及之年。由于中运的不及虚衰，所以就会有胜气和复气这两种邪气的干扰，造成全年病症的复杂化。因此，临床上要随时遵循气机变化的规律检查诊断，以免做出错误的判断。

这十年由于司天在泉的关系都是上清下热，而且它们的气化又不相同，所以气属寒凉的时候，适宜用温热的药物来治疗，而气属火热的时候，适宜用咸寒来的药物治疗。

上半年阳明燥金司天致使气机过于收敛，故多用苦小温的药物治疗。"肺苦上逆，急食苦以泄之"。苦药可以清泻收敛的肺气。苦类于火，火可以治寒。苦药既可以散除清凉之气过于亢盛所产生的寒气，又可以燥湿。而温药可以温寒，用小温而不用大温大热的药物治疗是为了保护肺金之气，使散寒而不留邪，防止肺金清凉的本气受伤害。

下半年少阴君火在泉，火热之气明显，故治疗大多用咸寒之药。咸类于水，以水制火。寒可以制热，火克金，君火在泉就会使金气郁闭，而咸类水，金水相生，可以资助肺金的功能，使肺金的清凉之气不至于过度损伤。

这十年由于中运的不同，有和司天的阳明燥金同清化而气属寒凉的，如少宫、少商、少羽年，治疗适宜用温热的方法。这种调理方法可以使气机如同在泉的少阴君火的温热气化一样，因而称为"同清者多地化"。如果是和在泉的君火同热的，如少角、少徵年，治疗适宜用寒凉的方法。这种调理方法可以使气机如同司天的阳明燥金的清凉气化一样，因而称为"同热者多天化"。总之，在治疗各种病症时，只有认真辨别气运的不同以及胜气、复气的亢盛微弱，才能准确抓住病机，使治疗的效果达到最好。

（五）辰年、戌年

凡是地支年逢遇辰年、戌年，都是太阳寒水司天，太阴湿土在泉（见图45）。

太阳寒水司天，司天的寒气下临，水克火，寒水之气亢盛就会损伤心火。如果是手少阴心受到伤害，就会出现心中冷痛、时时眩晕欲摔倒、胸腹满闷等症状。如果手厥阴心包受到伤害，就会出现手心热，手臂肘部疼痛、活动不利，腋下按压时肿痛，心中时时扰动不安，面目红赤等症状。如果水乘火运，逢遇火气炎烈，水火相互激扰，火气偏盛，就会出现心中烦热、咽干善渴、鼻塞喷嚏、爱打哈欠、心中悲伤或疼痛、健忘等症状。所有这些病症都是因为司天的寒水之气过于旺盛，伤害自己所克制的脏腑而造成的。如果手腕横纹尺侧腕屈肌肌腱桡侧的神门脉扪摸时应指不明显，则说明心经之气损伤严重，属于比较危重的证候。扪摸此动脉是否应手，观察其的有无，是因为心脉的气行至于此才会有脉气的搏动。如果脉气的搏动扪摸不清楚甚至消失，就说明心脏的气机损害较重，属于危重的证候。

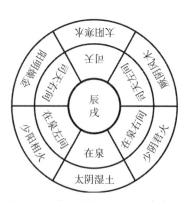

图45　辰年、戌年六气司天在泉图

太阳寒水司天对应的是太阴湿土在泉。太阴湿土在泉，土湿之气的淫邪流行于大地。湿气过于亢盛就会自伤脾脏，出现中焦满闷，不思饮食，皮肤麻痹，扪摸时感觉不明显，身体沉重，筋脉肌肉运动不便等症状。久卧病床或久坐的人还容易出现疮疡等症状。如果寒湿之邪上乘心火，就会出现水饮内积于胸中，导致心中疼痛。肾与膀胱相表里，它们和三焦都是行水的脏腑，土克水，如果湿邪下注而伤害肾，就会出现少腹胀痛、小便不利等症状。如果伤害膀胱经，就会出现头痛、眼睛胀痛、颈部僵硬等症状。如果伤害三焦经，就会出现耳聋、咽喉肿痛等症状。这些病症都是因为在泉的湿土之气过于亢盛，伤害自己所克制的脏腑而造成的。

辰年、戌年是太阳寒水司天，太阴湿土在泉，那中运的分布是怎样排列的？它们又会产生哪些症状？下面按照角、徵、宫、商、羽的顺序分别排列推演。

壬辰年、壬戌年："太阳，太角，太阴。壬辰，壬戌。其运风，其化鸣紊启坼，其变振拉摧拔，其病眩掉目瞑"。太阳寒水司天，中运是太角木运，太阴湿土在泉。壬是太角，属于木运太过，而风是木运所主。空中的风木发出风鸣，地气使万物开始萌动，这是风木气运的正常变化。如果木运异常变动，就会狂风大作，草木会被大风吹得摇倒折断，甚至被连根拔起。太角木运太过，风木之气就会伤及人体，出现眩晕、头部摇动、眼目昏花等症状。由于这二年的中运是太角木运，所以客运、主运都是起自太角（见表24）。

表 24　壬辰年、壬戌年太少相生顺序

主运	太角	少徵	太宫	少商	太羽
客运	太角	少徵	太宫	少商	太羽

戊辰年、戊戌年："太阳，太徵，太阴。戊辰，戊戌，同正徵。其运热，其化暄暑郁燠，其变炎烈沸腾，其病热郁"。太阳寒水司天，中运是太徵火运，太阴湿土在泉。戊是太徵，属于火运太过，但是逢遇辰年、戌年是太阳寒水司天，太过的火运被司天的寒水之气所克制，就会使太过的太徵火运变成了正徵火的平运。戊是太徵，属于火运太过，而热是火运所主。天气过于温暖，渐渐产生暑热熏蒸的变化是徵火气运的正常变化。如果火运太过，又与太阳寒水之气交争，水激火热就会使天气炎热，水气沸腾熏蒸，这是气运的异常变动。太徵火运太过，则人们大多会出现热邪郁闭于内的病证。由于这二年的中运是太徵火运，所以客运应该起自太徵。生太徵的是少角，故主运起自少角（见表25）。

简明五运六气

表 25　戊辰年、戊戌年太少相生顺序

主运	少角	太徵	少宫	太商	少羽
客运	太徵	少宫	太商	少羽	太角

甲辰年、甲戌年："太阳，太宫，太阴。甲辰岁会，甲戌岁会。其运阴埃，其化柔润重泽，其变震惊飘骤，其病湿下重"。太阳寒水司天，中运是太宫土运，太阴湿土在泉。甲是太宫土运，而辰年戌年的岁支属土，甲的土运和辰戌岁支的土相同相合，就是"岁会"之年。甲是太宫，属于土运太过，而阴尘湿雨就是土运所主。地气柔润、雨露重泽是湿土气运的正常变化。如果土运异常变动，就会出现使人震惊的雷电，暴风雨也会降临。如果土运太过，人们大多会出现下部湿重的病证。由于这二年的中运是太宫土运，所以客运应该起自太宫。生太宫的是少徵，生少徵的是太角，故主运起自太角（见表 26）。

表 26　甲辰年、甲戌年太少相生顺序

主运	太角	少徵	太宫	少商	太羽
客运	太宫	少商	太羽	少角	太徵

庚辰年、庚戌年："太阳，太商，太阴。庚辰，庚戌，其运凉，其化雾露萧飔，其变肃杀凋零，其病燥，背瞀胸满"。太阳寒水司天，中运是太商金运，太阴湿土在泉。庚是太商，属于金运太过，而清凉是金运所主。雾露降临、秋风萧飔是金运的正常气运变化。如果金运异常变动，就会出现气候肃杀、草木凋零。金运太过，人们就会被燥邪所伤，出现后背闷重、胸部胀满等症状。由于这二年的中运是太商金运，所以客运应该起自太商。生太商的是少宫，生少宫的是太徵，生太徵的是少角，故主运起自少角（见表 27）。

表 27　庚辰年、庚戌年太少相生顺序

主运	少角	太徵	少宫	太商	少羽
客运	太商	少羽	太角	少徵	太宫

丙辰年、丙戌年："太阳，太羽，太阴。丙辰天符，丙戌天符。其运寒，其化凝惨凓冽，其变冰雪霜雹，其病大寒留于溪谷"。太阳寒水司天，

中运是太羽水运，太阴湿土在泉。丙是太羽，属于水运太过，而辰年、戌年都是太阳寒水司天，中运的太羽水运与司天的寒水相合而同化，则为"天符"之年。丙是太羽水运太过，而寒是水运所主。气候寒冷、阳光暗淡是水运的正常气化表现。如果水运异常变动，天气就会降下冰雪霜雹。由于水运太过，寒凝之气就会滞留于四肢关节溪谷处。由于这二年的中运是太羽水运，所以客运应该起自太羽。生太羽的是少商，生少商的是太宫，生太宫的是少徵，生少徵的是太角，故主运起自太角（见表28）。

表28　丙辰年、丙戌年太少相生顺序

主运	太角	少徵	太宫	少商	太羽
客运	太羽	少角	太徵	少宫	太商

以上这十年都是太阳寒水司天，太阴湿土在泉。由于辰年、戌年都属于阳年，而所逢遇的中运又都是太过之运，所以这十年气化的运行都会先于天时而到来。寒水与湿土互相协调济助，寒水之气上临天空，阳气就不能发挥它的正常作用。寒气的作用极为旺盛，则阳气会受到遏制，如果阳火郁闭到了极限就会暴发，因此到了主气的三之气也就是少阳相火主气的时候，阳热之象就会出现。但是马上又是在泉的太阴湿土主事运行，故寒湿之气就会偏盛。上寒下湿的现象相持在气交之中，人们就会出现寒湿病证。如果寒湿之气困脾，遏制脾气，就会出现肌肉痿软，两足痿弱、伸缩无力等症状。如果湿盛遏制了脾阳，就会出现大便泄泻等症状。太阳寒水司天则寒盛，寒宜温之。太阴湿土在泉则湿盛，湿宜燥之，故治疗适宜用苦味的药物。苦类于火，苦温的药可以健脾燥湿祛寒，而苦燥的药可治疗寒湿证。寒水司天则心火不胜，火气被抑郁，故治疗时必须消散寒水之气，使郁闭的火热之气透散出来。湿土在泉则肾水不胜，水气被抑郁，故治疗时必须滋补肾水，使郁闭的水气伸张出来。

辰年、戌年的司天、在泉和主气之间是怎样相互关联的？

太阳司天，司天的客气以寒水为主要特征。它相对应的主气是厥阴风木，少阴君火，少阳相火。如果客气胜了就会使寒气留滞在上焦，出现胸中不快、鼻流清涕、感寒咳嗽等症状。如果主气胜了就会使火热被寒邪所包覆，阳气欲达于外而不能，出现喉咙中鸣响等症状。

太阳在泉，在泉的客气以湿土作为主要特征。它相对应的主气是太阴湿土，阳明燥金，太阳寒水。如果客气胜了就会使湿气夹杂着阴邪在下焦，导致下肢沉重、足痿不用、二便排泄异常。如果湿邪留滞在下焦，就会发生濡泄、浮肿等病症。如果主气胜了就会使寒水侮土伤脾，出现脾虚湿盛证。如果脾阳受到伤害，同时又遇到寒气上逆，就会出现脘腹痞满、饮食减少等症状。

那么六气在辰年、戌年中的主气和客气之间是怎样相互关联的？

初之气：主气是厥阴风木，客气是少阳相火。上一年在泉的少阴君火之气一直到此时还没有彻底完结，而今年的初气的客气又是少阳相火，二火相交，表现在气候上就会极为温暖，人们会很容易感受疫病，从而发为温病。主气是风木，客气是相火，风火相搏，就会出现身热、头痛、呕吐、肌肤斑疹等病症。

二之气：主气是少阴君火，客气是阳明燥金。客气是阳明燥金当令主事，又加上太阳寒水司天，会使天气突然又大凉起来。人们遭受到突然的清肃寒凉气候，火气就会被抑制，清寒的邪气郁滞在中焦，就会出现胸腹胀满等症状。

三之气：主气是少阳相火，客气是太阳寒水。由于客气是太阳寒水，又逢司天的太阳寒水当令运行主事，所以就会使寒气流行。但是主气是少阳相火，这时人们虽然会多发寒证，但是体内却是病热，从而出现痈疽、下利等病症。寒气下临，心气上从，寒水克制阳火，火热被寒邪包覆而内郁在里无法透发，就会出现胸闷、心中烦热、神志昏蒙等症状。如果治疗不及时，严重时甚至会死亡。

四之气：主气是太阴湿土，客气是厥阴风木。主气是由在泉的太阴湿土当令运行主事，与客气的厥阴风木相合，风和湿二气交争，但风不能胜湿。而风木之气又逢遇大暑节气，木生火，故人们会出现高热病证。如果是客气胜了就会木克土，使脾土受伤，气虚不足，出现肌肉痿软、两足痿弱无力、赤白痢疾等病症。

五之气：主气是阳明燥金，客气是少阴君火。虽然客气是少阴君火当令进行主事，但是火气却不能运行。因为下半年是太阴湿土在泉主事，火生土，在泉的太阴湿土得到君火的相生化合，所以人们会舒畅而无病。

终之气：主气是太阳寒水，客气是太阴湿土。客气是太阴湿土当令运行主事，地气正胜，湿气运行。但人们都是喜阳而恶阴的，现在阴气凝聚在天空，人们受到气候的影响就会抑郁不乐。如果再有寒风到来，风能胜湿，如果是孕妇就会受到伤害，导致流产，甚至死胎（见图46）。

辰年、戌年六气的主气、客气和司天、在泉之气是怎样相互关联结合的？天干、地支的气运相合，也就是中运和司天、在泉之气又是怎样相互结合关联的？下面仍然按照角、徵、宫、商、羽的顺序分别排列推演。

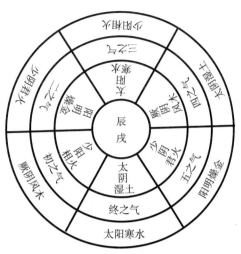

图46　辰年、戌年六气客主加临图

壬辰年、壬戌年："上太阳水，中太角木运，下太阴土。寒化六，风化八，雨化五，正化度也。其化上苦温，中酸和，下甘温，药食宜也"。"上"是指上临司天，太阳寒水司天。"中"是指中运，太角木运，属于木运太过。"下"是指下加在泉，太阴湿土在泉。"寒化六"是指天一生水，地六成之，"成"是太过，这里是指司天的寒水太过。"风化八"是指天三生木，地八成之，"成"是太过，这里是指中运的木运太过。"雨化五"是指天五生土，"雨"是天化，这里是指在泉的土气不足。"正化度"是指司天、中运、在泉三气都属于正气所化生，本年的节气时令运行的时候没有胜气和复气。

壬是太角，属于木运太过，"岁木太过，风气流行"。上半年太阳寒水司天，与中运太角木运相合，水生木，会使木运更加旺盛。木气过旺就会自伤，从而导致肝气郁结不舒，故治疗适宜用苦温的药物。苦能疏泄气机，消散因木气过旺而导致的肝气郁结。苦又类于火，可以以火制水，克制司天的太阳寒水所导致的寒凉之气。而温可以祛寒，温散司天寒水的寒凉。苦温合用，可疏散肝木郁滞的气机，散除司天的寒凉之气，共同治疗上半年司天的寒水与太角木运相合所导致的各种病症。

下半年太阴湿土在泉，与中运太角木运相合，木旺克土，会使脾土受邪而导致脾虚，故治疗适宜用甘温的药物。"脾欲缓，急食甘以缓之，用苦泻之，甘补之"。甘药可以补益脾土，缓解木盛克土对脾土造成的伤害。太阴属湿土，本性寒湿，温药可以温散寒湿之气。甘温合用，既可以淡渗水

第三章　五运六气对临床的指导

湿，用以消除脾虚所导致的湿盛之象，又可以补益脾土、温散寒湿、淡渗利湿，共同治疗下半年太角木运与在泉的太阴湿土相合而导致的各种病症。

全年的治疗适宜用酸平的药物。壬年太角木运太过，木运过旺就会自伤，木属肝，肝木受伤就会肝气郁结。酸类于木，入肝，可以泻散郁滞的肝气。"肝欲散，急食辛以散之，酸泻之"。平药可以调和诸气诸药，使之平和而无偏性。酸平合用，可疏泄郁滞的肝气，调和药物的偏性，共同治疗壬年太角木运过旺所导致的各种病症。

戊辰年、戊戌年："上太阳水，中太徵火运，下太阴土。寒化六，热化七，湿化五，所谓正化日也。其化上苦温，中甘和，下甘温，所谓药食宜也"。"上"是指上临司天，太阳寒水司天。"中"是指中运，太徵火运，属于火运太过。"下"是指下加在泉，太阴湿土在泉。"寒化六"是指天一生水，地六成之，"成"是太过，这里是指司天的寒水之气太过。"热化七"是指地二生火，天七成之，"成"是太过，这里是指中运的火气太过。"湿化五"是指天五生土，"湿"是地化，这里是指在泉的土气不足。"正化日"是指司天、中运、在泉三气都属于正气所化生，本年的节气时令运行的时候没有胜气和复气。

戊是太徵，属于火运太过，"岁火太过，炎暑流行，肺金受损"。上半年太阳寒水司天，司天的寒水与太徵火运相合，水克火，寒水之气克制了太徵的火运而使火运不至于过旺，治疗时适宜用苦温的药物。苦可以清热泻火，用来消除太徵过旺的火气。而温可以散寒，用来温散司天的寒水所导致的寒气。这样一清一温，可共同治疗上半年太徵火运与司天寒水相合而导致的各种病症。

下半年太阴湿土在泉，与中运太徵火运相合，火生土，就会使土气旺盛。土气过旺就会自伤，土属脾，脾气就会受到伤害，故治疗适宜用甘温的药物。"脾欲缓，急食甘以缓之，用苦泻之，甘补之"。甘可以消散脾气的壅滞，补益脾气的虚衰。而温可以温散在泉的湿土之气所生的寒湿之气。甘温合用，可共同治疗在泉的湿土之气与太徵火运相合而产生的各种病症。

全年的治疗适宜用甘平的药物。太徵火运太过而使肺金受伤，甘能补益脾肺，使脾肺二脏不至于伤害过重。火运太过必定伤阴，甘又能养阴补阴，使脏腑的阴精不至于损耗过重。平药可以调和诸气诸药，使它们平和而无偏性。甘平同用，既可补益脾肺，缓解脾肺受到的伤害，又可滋补阴精，还可调和诸气诸药的偏性，共同治疗水火相济、寒热偏差较大所导致的各种病症。

甲辰"岁会""同天符"之年、甲戌"岁会""同天符"之年："上太阳水，中太宫土运，下太阴土。寒化六，湿化五，正化日也。其化上苦热，中苦温，下苦温，药食宜也"。"上"是指上临司天，太阳寒水司天。"中"是指中运，太宫土运，属于土运太过。"下"是指下加在泉，太阴湿土在泉。"寒化六"是指天一生水，地六成之，"成"是太过，这里是指司天的寒水之气太过。"湿化五"是指天五生土，"湿"是地化，这里是指中运与在泉同气，都是土气所生。"正化日"是指司天、中运、在泉三气都属于正气所化生，本年节气时令进行的时候没有胜气和复气。

甲是土运，辰位是季春，戌位是季秋，辰戌在岁支都属土，通主一年的中运土运与岁支的土气相同相合，故为"岁会"之年。同时甲辰、甲戌年的中运是太宫甲土，而辰年、戌年又都是太阴湿土在泉，以太宫甲土下加于在泉的太阴湿土，就是土运和湿土之气相合而同化的"同天符"之年。在"岁会"之年感伤于邪气而患病的人，由于正气和邪气交争相持不下，所以虽然病情会比较徐缓，但是病程大多会很持久。

甲是太宫，属于土运太过，"岁土太过，雨湿流行，肾水受损"。上半年太阳寒水司天，与中运太宫土运相合，土克水，会使司天的寒水之气受到克制，故治疗适宜用苦热的药物。苦类于火，可以以火温水。热可以祛寒，祛除司天的太阳寒水所生的寒气。苦热合用，可以治疗上半年太阳寒水与太宫土运相合所导致的各种病症。

下半年太阴湿土在泉，与中运的太宫土运相合，二土同气，会使在泉的湿土之气过于旺盛。土气过旺就会自伤，土属脾，脾受伤就会使脾气壅滞，故治疗适宜用苦温的药物。"脾欲缓，急食甘以缓之，用苦泻之"。苦能降泻壅滞的脾气，疏泄气机，以此消除脾气的壅滞。下半年二土合气，土主湿，土旺就会湿盛。而苦能燥湿，燥除旺盛的湿邪。太阴湿土气属寒湿，温可以温散寒湿之邪。苦温合用，可疏泄气机、消除湿邪、温散寒邪，共同治疗下半年太阴湿土在泉与太宫土运相合而产生的各种病症。

全年的治疗适宜用苦温的药物。太宫土运太过而导致肾水受损。"肾欲坚，急食苦以坚之，用苦补之"。苦可以补益肾水而使其不至于伤害太过。太宫土运太过而导致雨湿流行，造成湿气大盛，而苦能燥湿，燥除消散过于旺盛的湿邪。土主湿，湿性寒凉，雨湿流行就会使寒凉更盛，温可以温散寒凉，使寒凉之气不至于伤害其他的脏腑气机。苦温合用，可补益肾水、燥除湿邪、温散寒邪，共同治疗太宫土运太过而导致的各种病症。

庚辰年、庚戌年："上太阳水，中太商金运，下太阴土。寒化一，清化九，雨化五，正化度也。其化上苦热，中辛温，下甘热，药食宜也"。"上"是指上临司天，太阳寒水司天。"中"是指中运，太商金运，属于金运太过。"下"是指下加在泉，太阴湿土在泉。"寒化一"是指天一生水，"生"是不足，这里是指司天的寒水之气不足。"清化九"是指地四生金，天九成之，"成"是太过，这里是指中运的金气太过。"雨化五"是指天五生土，"雨"是天化，这里是指在泉的湿土之气不足。"正化度"是指司天、中运、在泉三气都属于正气所化生，本年节气时令运行的时候没有胜气和复气。

庚是太商，属于金运太过，"岁金太过，燥气流行，肝木受邪"。上半年太阳寒水司天，与中运太商金运相合，金水相生，会使太阳寒水更加旺盛。同时金运的自身之气也性属清凉，故治疗适宜用苦热的药物。苦类于火，可以火制水抗寒。热可以消散寒水过旺的寒气和金运过旺所生的清凉之气。苦热合用，可以消散消除上半年司天的寒水和太庚金运所产生的寒凉之气，并治疗由此引发的各种病症。

下半年太阴湿土在泉，与中运太商金运相合，土生金，会使太过的金运更加亢盛。金运过于亢盛就会反侮脾土，使脾土受到伤害。同时金性属清凉，而湿土性属寒湿，二气相合，清寒之气就会旺盛在下半年，故治疗适宜用甘热的药物。甘类于土，入脾，可以滋养脾土，使脾土不至于被损害太重，同时甘可以渗泄水湿，用以清泄太阴湿土所造成的湿浊之气。而热可以温寒，祛除湿土和金运相合而产生的寒凉之气。甘热合用，可补益脾土、渗泄水湿、祛散寒凉，共同治疗下半年太阴湿土与太商金运相合而产生的各种病症。

全年的治疗适宜用辛温的药物。庚年火运太过，致使肝木受邪。"肝欲散，急食辛以散之，用辛补之"。辛能行散解郁，消除肝木受伤后所导致的郁结之气。同时辛又类于金，入肺。金运过旺就会自伤，金属肺，肺气受伤就会肺气闭郁，而辛可以宣通肺气。温可以温散金运本身所属的寒凉之气。辛温合用，可发散行气、解郁温寒，共同治疗太商金运太过所导致的各种病症。

丙辰"天符"之年、丙戌"天符"之年："上太阳水，中太羽水运，下太阴土。寒化六，雨化五，正化度也。其化上苦热，中咸温，下甘热，药食宜也"。"上"是指上临司天，太阳寒水司天。"中"是指中运，太羽水运，属于水运太过。"下"是指下加在泉，太阴湿土在泉。"寒化六"是指天一生水，地六成之，"成"是太过，这里是指中运太羽与司天的寒水相合而使水气太过。"雨化五"是指天五生土，"雨"是天化，这里是指在泉的土气不足。"正化度"是指司天、中运、在泉三气都属于正气所化生，本年节气时令运行的时候没有胜气和复气。

丙是太羽水运，而辰年、戌年又都是太阳寒水司天。中运的丙水、辰年、戌年司天的寒水相符相合而同化，故为"天符"之年。由于"天符"之年所侵害的是司天之气，而天是生命的根本，所以司天之气受到损害致使"天符"之年所患的疾病大多急速而危重。

丙是太羽，属于水运太过，"岁水太过，寒气流行，邪害心火。"上半年太阳寒水司天，与中运太羽水运相合，二水同气同性，会导致寒水之气更加旺盛，治疗时适宜用苦热的药物。苦类于火，可以火制水制寒，热可以祛寒。苦热合用，可以消散太羽水运与太阳寒水相合而导致的各种阴寒病证。

下半年太阴湿土在泉，与中运太羽水运相合，会使寒湿之气更加旺盛。土本来克水，但是现在水旺侮土，使脾土受到伤害，治疗时适宜用甘热的药物。甘类于土，入脾，可以滋养脾土。"脾欲缓，急食甘以缓之，用苦泻之，甘补之"。甘药可以消缓太羽水运对脾土的伤害，同时可以补益虚衰的脾土，使脾土不至于被伤害过重。而热可以祛寒，消除太羽水运与太阴湿土相合而产生的寒凉之气。甘热合用，可补脾祛寒，共同治疗太阴湿土与太羽水运相合而导致的各种病症。

全年的治疗适宜用咸温的药物。太羽水运太过就会伤及心火，心火被伤就会心气闭郁。"心欲软，急食咸以软之，用咸补之"。咸可以补益心气，消散心气的郁闭。温可以温散太羽水运太过所产生的寒凉之气。太羽水运太过就会自伤，水属肾，寒水太过就会伤及肾阳。咸类于水，入肾。咸温合用，可以补益肾阳，消除寒水对肾阳的伤害，共同治疗太羽水运太过所导致的各种病症。

以上这十年主气的五运都属于阳年。壬木、戊火、甲土、庚金、丙水都属于太过之年。这十年又都是太阳寒水司天，太阴湿土在泉。上半年太阳寒水司天就会使寒气旺盛，寒气亢盛就会自伤，寒水属肾，治疗大多选用苦温的药物。"肾欲坚，急食苦以坚之，用苦补之"。苦可以滋补肾气，疏解肾气的郁滞。而苦又类于火，可以火制水。水旺克火，伤及心火，苦可以养心，滋补心气。温可以温散水气过旺所生的寒凉之气。苦温合用，可以治疗司天的太阳寒水所导致的各种病症。下半年太阴湿土在泉，湿土亢盛就会湿气盛，治疗时大多选用甘温的药物。太阴湿土亢盛就会自伤，湿土属脾，"脾欲缓，急食甘以缓之，用苦泻之，甘补之"。甘可以补益脾土，使脾土旺盛消除水湿之气。湿土性属寒凉，而温可以温散寒湿之气。甘温合用，可以治疗在泉的太阴湿土所导致的各种病症。

太阳寒水司天，水克火，就会火郁。太阴湿土在泉，土克水，就会水郁，治疗时要消除产生闭郁的病机，才能疏解郁闭的气机。怎样才能消除闭郁产生的病机呢？这就要滋养生化之源。例如寒水之气太过，就会使火失去功能，这时就应该滋养木气。因为水克火，但是水生木，而木又生火，所以滋养木气既不伤害水而且又可以生火。又如金运太盛就会导致本脏自伤，使金失去滋养，这时就应该滋养土气，因为土生金。因此，只有滋养受伤脏腑的母气，才能使受到伤害郁滞的气机恢复正常。这就是资其生化之源。同时治疗时，要抑制太过之气，扶助虚衰不足之气，从而使气机没有暴烈的盛衰偏差，也就不会产生较为严重的疾病了。

在这十年中，虽然都是太阳寒水司天，太阴湿土在泉，但是它们和五运相合时又各有不同之处。在太宫土运、太商金运、太羽水运，运和气同为寒湿，治疗时应多选用燥热的药物，因为燥可以祛湿，热可以温寒。在太徵火运、太角木运，中运和司天的寒与在泉的湿不相合时，如果是运病而产生风热干燥的病象较多，就应该多用苦寒滋腻的药物，因为苦寒可以制热，滋腻可以润燥。如果是气病而产生寒湿的病象较多，就应该多选用燥热的药物，因为燥可以祛湿，热可以祛寒。

总之，应该根据疾病发生的原因和疾病症状的不同来确定具体的治疗方法。如果气运相同病情较重，就要用猛烈的药物来治疗。如果气运不同并且病情比较轻微，就可以选用平和的药物调理，而不要用猛烈的药物治疗，以免伤及人体的真气。

（六）巳年、亥年

凡是地支年逢巳年、亥年，都是厥阴风木司天，少阳相火在泉（见图47）。

厥阴风木司天，司天的风木之气向下降临。风木过于旺盛就会自伤肝木而出现头部眩晕、视物旋转、耳鸣等症状。木克土，木气旺盛致使脾土受到伤害。如果足太阴脾经患病，就会出现肌肉痿软无力、身体沉重、不思饮食、大便溏泄等症状。

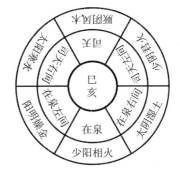

图47 巳年、亥年六气司天在泉图

如果足阳明胃经患病，就会出现胃脘疼痛、腹胀但饮食不下或食后呕吐等症状。所有这些病症都是因为司天的风木之气亢盛伤害脾土造成的。如果足背侧第二、三跖骨与楔骨间的冲阳脉扪摸时不应手，则说明脾胃之气受到的伤害较重，属于比较危重的证候。扪摸此动脉是否应手，观察其有无，是因为脾胃的气至才会有脉气的搏动。如果脉气的搏动扪摸不清楚甚至消失，就说明脏气受到损害较重，属于危重的证候。

厥阴风木司天对应的是少阳相火在泉。少阳相火在泉，相火的火热淫邪流行于大地。火克金，肺金受到伤害就会出现咽干咳嗽。如果手太阴肺经受到伤害，就会出现肩、背、上臂和锁骨缺盆处疼痛。如果火热之邪伤及下焦，就会出现少腹疼痛、小便黄赤、大便带血等症状。热到极盛则寒气报复，寒热交替而来。如果寒邪外束，火热内盛，伤及血分就会出现大便带血。如果寒闭热盛伤及气血就会出现大便中带有白色脓便。由于相火之热亢盛，所以其发病会暴烈而急速，临床上一定要仔细观察，迅速给予治疗。

巳年、亥年是厥阴风木司天，少阳相火在泉，那中运的分布是怎样排列的？它们又会产生哪些症状？下面按照角、徵、宫、商、羽的顺序分别排列推演。

丁巳年、丁亥年："厥阴，少角，少阳，清热胜复同，同正角。丁巳天符，丁亥天符。其运风清热"。厥阴风木司天，中运是少角木运，少阳相火在泉。丁是少角，属于木运不及，所以金的清气是胜气。清气太过，必有复气，火热是清的复气。胜气和复气强弱的程度大致是相同的。少角木运不及，但是逢遇厥阴风木司天，不及的少角木运得到了司天的风木之气相助，而变成了正角木的平气。木运不及之年中运少角的风是本运的运气，清是风的胜气，热是清的复气。丁年是木运，巳年、亥年都是厥阴风木司天。丁木与司天的巳亥风木相合而同化，这就是"天符"之年。由于这二年的中运是少角木运，所以客运主运都是起自少角（见表29）。

表29 丁巳年、丁亥年太少相生顺序

主运	少角	太徵	少宫	太商	少羽
客运	少角	太徵	少宫	太商	少羽

癸巳年、癸亥年："厥阴，少徵，少阳，寒雨胜复同。癸巳同岁会，癸亥同岁会。其运热寒雨"。厥阴风木司天，中运是少徵火运，少阳相火在泉。癸是少徵，属于火运不及，故水的寒气是胜气。寒水之气太过，必有复气，土的雨化之气是寒水的复气。胜气和复气的强弱程度是大致相同的。癸年是少徵火运，巳年、亥年都是少阳相火在泉。癸年的少徵火与巳年、亥年在泉的少阳相火相合而同化，故为"同岁会"之年。火运不及之年，中运少徵的热是本运的运气，寒是热的胜气，雨是寒的复气。由于这二年的中运是少徵火运，所以客运应该起自少徵。生少徵的是太角，故主运应该起自太角（见表30）。

表30 癸巳年、癸亥年太少相生顺序

主运	太角	少徵	太宫	少商	太羽
客运	少徵	太宫	少商	太羽	少角

己巳年、己亥年："厥阴，少宫，少阳，风清胜复同，同正角。己巳，己亥。其运雨风清"。厥阴风木司天，中运是少宫土运，少阳相火在泉。己是少宫，属于土运不及，故木的风气是胜气。风气太过必有复气，金的清气是风气的复气。胜气和复气的强弱程度是大致相同的。少宫土运不及致使风木大行，这时又逢遇巳年、亥年厥阴风木司天，风木胜气与司天的风木二木相合，气运等同于正角木的平气。土运不及之年，中运少宫的雨是本运的运气，风是雨的胜气，清是风的复气。由于这二年的中运是少宫土运，所以客运应该起自少宫。生少宫的是太徵，生太徵的是少角，故主运应该起自少角（见表31）。

表 31　己巳年、己亥年太少相生顺序

主运	少角	太徵	少宫	太商	少羽
客运	少宫	太商	少羽	太角	少徵

乙巳年、乙亥年："厥阴，少商，少阳，热寒胜复同，同正角。乙巳，乙亥。其运凉热寒"。厥阴风木司天，中运是少商金运，少阳相火在泉。乙是少商，属于金运不及，故火的热气是胜气。火热之气太过必有复气，寒水是火热的复气。胜气和复气的强弱程度是大致相同的。金本克木，少商金运不及又逢遇厥阴风木司天，不及的金无力克制司天之木，致使木气太盛而等同于正角木的平气。金运不及之年，中运少商的凉是本运的运气，热是凉的胜气，寒是热的复气。由于这二年的中运是少商，所以客运应该起自少商。生少商的是太宫，生太宫的是少徵，生少徵的是太角，故主运应该起自太角（见表 32）。

表 32　乙巳年、乙亥年太少相生顺序

主运	太角	少徵	太宫	少商	太羽
客运	少商	太羽	少角	太徵	少宫

辛巳年、辛亥年："厥阴，少羽，少阳，雨风胜复同。辛巳，辛亥。其运寒雨风"。厥阴风木司天，中运是少羽水运，少阳相火在泉。辛是少羽，属于水运不及，故土的雨化之气是胜气。雨化之气太过必有复气，木的风化之气是土的雨化之气的复气。胜气和复气的强弱程度是大致相同的。水运不及之年，中运少羽的寒是本运的运气，雨是寒的胜气，风是雨的复气。由于这二年的中运是少羽，所以客运应该起自少羽。生少羽的是太商，生太商的是少宫，生少宫的是太徵，生太徵的是少角，故主运应该起自少角（见表 33）。

表 33　辛巳年、辛亥年太少相生顺序

主运	少角	太徵	少宫	太商	少羽
客运	少羽	太角	少徵	太宫	少商

以上这十年都是厥阴风木司天，少阳相火在泉。由于巳年、亥年都是阴年，又都逢遇岁运不及之年，所以气化运行都比正常的天气要迟。但如

果适逢平气，气化的运行就都会与天时相合。厥阴风木司天，木气在上，故天空中会出现风气扰动，风生高远。少阳相火在泉，土得温养，地气正常。相火在下，火热之气与司天之气相合，云向雨府，云雨就会正常来临。湿土之气敷布流行，大地的气机正常，都是风火协同的作用。因为天地之气正常，各种生物的生长化收藏都与天地之气相吻合，所以称为"气化运行同天"。风气盛则燥气盛（胜气），燥气盛则热气盛（复气），风燥火热之气彼此交争，如果患热病则大多会发生在人体的下部，如果患风病则大多会发生在人体的上部。风和燥这两种上下之气持续在气交之中胜复相争，故报复的气运所造成的病患大多会发生在人体的中部。

巳年、亥年司天、在泉和主气之间是怎样相互关联的？

厥阴司天，司天的客气以风木为主要特征。它相对应的主气是厥阴风木，少阴君火，少阳相火。如果客气胜了则风木之气上动，致使风邪强盛，患者大多会出现耳鸣、眩晕。如果风气更加亢盛，风盛扰金，就会导致咳嗽不止。如果主气胜了就会火挟木邪侵犯人体，病邪犯在君火就会出现舌强语謇，因为心开窍于舌。病邪犯在相火就会出现胸胁疼痛，因为胸胁是心包所居之处。

少阳在泉，在泉的客气是以相火为主要特征。它相对应的主气是太阴湿土，阳明燥金，太阳寒水。如果客气胜了就会火居阴分，致使下焦热盛，出现腰腹疼痛、恶寒，甚至二便颜色变白。如果主气胜了就会阴盛格阳，致使热反上行而侵犯心部，出现心痛、发热。如果阴盛格拒于中就会出现呕吐。如果阴盛火虚，病邪就会侵犯胸胁，导致汗出较多而气机宣泄不能收藏，出现四肢厥冷。

六气在巳年、亥年中的主气和客气之间是怎样相互关联的？

初之气： 主气是厥阴风木，客气是阳明燥金。前一年在泉的太阴湿土之气还没有完全消失，与今年初之气的客气阳明燥金相合，土生金，使行使功能的燥金之气旺盛。而初之气的主气是厥阴风木，金克木，现在金旺伤木，故肝木会受到伤害，人们大多会出现右胁之下感觉寒冷的病症。

二之气： 主气是少阴君火，客气是太阳寒水。由于客气的太阳寒水主导行使功能，所以天气中的寒冷之气还没有消失，肃杀之气仍然发挥着作用。然而客气的寒水与主气的少阴君火相合，火是报复寒水的复气。由于寒气在外而火热在内，寒气闭郁致使阳火无法散发，所以人们大多会出现内部郁热的病症。

三之气：主气是少阳相火，客气是厥阴风木。由于司天的厥阴风木主导行使功能，所以天气会经常刮风。肝木致病，人们大多会出现眼睛流泪、头晕目眩、耳鸣等病症。

四之气：主气是太阴湿土，客气是少阴君火。客气的少阴君火与主气的太阴湿土相合，湿和热相互搏结。由于四之气是司天的左间之气，所以湿热会争扰于左间的上部，人们大多会出现黄疸、浮肿等病症。

五之气：主气是阳明燥金，客气是太阴湿土。客气的太阴湿土与主气的阳明燥金相合，燥气和湿气都会很重，天气会经常风雨大作，寒凉之气会侵袭人体。

终之气：主气是太阳寒水，客气是少阳相火。客气的少阳相火与主气的太阳寒水相合，由于少阳相火在泉，所以人们会感到很舒畅。但主气是太阳寒水，天时寒而气运热，人们极易出现温热之病（见图48）。

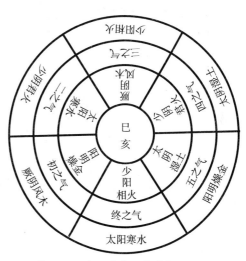

图48 巳年、亥年六气客主加临图

巳年、亥年六气的主气、客气与司天、在泉之气是怎样相互关联结合的？天干、地支的气运结合，也就是中运与司天、在泉之气又是怎样相互关联的？下面仍然按照角、徵、宫、商、羽的顺序分别排列推演。

丁巳"天符"之年、丁亥"天符"之年："上厥阴木，中少角木运，下少阳相火，清化热化胜复同，邪气化度也。灾三宫。风化三，火化七，正化度也。其化上辛凉，中辛和，下咸寒，药食宜也"。"上"是指上临司天，厥阴风木司天。"中"是指中运，少角木运，属于木运不及。"下"是指下加在泉，少阳相火在泉。"风化三"是指天三生木，"生"是不足，这里是指司天的风木之气不足。"火化七"是指地二生火，天七成之，"成"是太过，这里是指在泉的相火之气太过。丁是少角，属于木运不及，"岁木不及，燥乃大行"。燥属金，金克木，由于丁年木运不及无力抵抗克制之气，金的清气就会旺盛而胜出。金气胜就会清化，故金的清化之气就是不及的木运的胜气。清金之气过于旺盛，物极必反，火克金，就会有火的热气报复亢盛的清金之气，故火的热化是金的清化的复气。胜气亢盛，复气也亢盛，胜气微弱，复气也微弱，它们之间的强弱程度是大致相同的。但是这些都不是正气所化生的，属于邪气，故称为"邪气化度"。"三宫"是东方震宫，"灾三宫"是指木运不及所致的灾害在东方震木宫。"正化度"是指司天、中运、在泉三气都属于正气所化生。

丁是木运，巳年、亥年都是厥阴风木司天，通主一年的中运丁木与司天的巳亥风木相合而同化，这就是"天符"之年。在"天符"之年感受邪气而生病的，病情大多急速而危重。

丁年木运不及而导致燥气大行。上半年厥阴风木司天。不及的木运虽然得到了司天的风木之气资助，但仍然会被旺盛的燥金胜气所克制，会伤害三宫震木宫。金气过于旺盛就会自伤，故治疗适宜用辛凉的药物。辛能散能行，既可以辛散金气过旺所致肺的郁闭之气，又可以行木气不及所导致的郁滞之气。风属阳木，风木之气郁滞可以化热，而凉药可以清除木气郁滞所化之热。辛凉同用，可宣通肺气，行散肝气，预防并治疗气机郁闭而化火，共同治疗上半年中运与司天相合产生的各种病症。

下半年少阳相火在泉，与中运的木运相合，木本来生火，但木运不及，火旺伤母，受到伤害的仍然是三宫震木宫，故治疗适宜用咸寒的药物。咸类于水，水既可以制火，又可以生木。寒可以清热，用来治疗中运与在泉相合产生的各种病症。

全年适宜用辛平的药物。辛能宣通过旺的肺金的清化之气，又能行散木运不及所致的郁闭的肝气。平药可以缓急和中，调和诸气，用于治疗全年的各种病症。

癸巳"同岁会"之年、癸亥"同岁会"之年："上厥阴木，中少徵火运，下少阳相火，寒化雨化胜复同，邪气化度也。灾九宫。风化八，火化二，正化度也。其化上辛凉，中咸和，下咸寒，药食宜也"。"上"是指上临司天，厥阴风木司天。"中"是指中运，少徵火运，属于火运不及。"下"是指下加在泉，少阳相火在泉。"风化八"是指天三生木，地八成之。"成"是太过，这里是指司天的风木之气太过。"火化二"是指地二生火，"生"是不足，这里是指在泉的相火之气不足。癸是少徵，属于火运不及，"岁火不及，寒乃大行"。寒属水，水克火，由于癸年火运不及无力抵抗克制之气，水的寒气就会旺盛而胜出，故水的寒化是不及的火运的胜气。寒化之气过于旺盛，物极必反，土克水，就会有土的雨化之气报复过于亢盛的寒水之气，故土的雨化是水的寒化的复气。胜气亢盛，复气也亢盛，胜气微弱，复气也微弱，它们之间的强弱程度是大致相同的。但是胜气和复气都不是正气所化生的，属于邪气，故称为"邪气化度"。"九宫"是南方离宫，"灾九宫"是指中运火运不及所致的灾害在南方离火宫。"正化度"是指司天、中运、在泉三气都属于正气所化生。

癸是少徵，属于火运不及，而巳年、亥年都是少阳相火在泉，不及的中运癸火与在泉的少阳相火相合而同化，这就是"同岁会"之年。

癸年火运不及而导致寒气大行。上半年厥阴风木司天。木虽然生火，但终因寒水之气太过亢盛而使火气大伤，使南方离火宫受到伤害，治疗适宜用辛凉的药物。风是阳木，寒水之气虽然生木，但寒气会闭郁风木的阳气，肝阳不能行散就会郁滞。辛能行散肝气，散除肝木的郁滞之气。凉可以治热，用以消散中运徵火的热象。因为肝木会因郁而化热，所以同时也可以治疗肝木因郁而生的热象。用凉而不用寒，是因为徵火不及，热气不旺盛，肝木被寒水所克制热象也不会过于旺盛，用过于寒凉的药物会留邪在肝。

下半年少阳相火在泉。中运的癸火与在泉的相火相合，二火同气，故下半年的火热之气旺盛，治疗适宜用咸寒的药物。咸类于水，以水克火，寒可以清热。咸寒同用，可以清热凉血，治疗下半年二火相合的热象。

全年的治疗适宜用咸平的药物。癸年是火运，与在泉的相火之气相合而同化，致使火热之气亢盛。咸类于水，以水克火，可以清热泻火，消散火热的亢盛之气。平药可以调和诸药诸气的平和。咸平同用，可治疗全年特别是下半年火气过于旺盛而产生的各种病症。之所以用药偏于下半年，是因为这二年是"同岁会"之年，二火相合的火热之气会影响全年的气运变化，治疗应偏重清除火热之邪。

己巳年、己亥年："上厥阴木，中少宫土运，下少阳相火，风化清化胜复同，所谓邪气化日也。灾五宫。风化三，湿化五，火化七，所谓正化日也。其化上辛凉，中甘和，下咸寒，所谓药食宜也"。"上"是指上临司天，厥阴风木司天。"中"是指中运，少宫土运，属于土运不及。"下"是指下加在泉，少阳相火在泉。"风化三"是指天三生木，"生"是不足，这里是指司天的风木之气不足。"湿化五"是指天五生土，"湿"是地化，这里是指中运的土气不足。"火化七"是指地二生火，天七成之。"成"是太过，这里是指在泉的相火之气太过。己是少宫，属于土运不及，"岁土不及，风乃大行"。风属木，木克土，少宫土运不及无力抵抗克制之气，风木之气就会胜出，故木的风化是不及的土运的胜气。风木之气过于亢盛，物极必反，金克木，就会有金的清化之气报复过于亢盛的风木之气，故金的清化是木的风化的复气。胜气亢盛，复气也亢盛，胜气微弱，复气也微弱，它们之间的强弱程度是大致相同的。但是这些都不是正气所化生的，属于邪气，故称为"邪气化日"。"五宫"是中央宫，"灾五宫"是指中运火运不及所致的灾害在中央土宫。"正化日"是指司天、中运、在泉三气都属于正气所化生。

己年土运不及而导致风气大行。上半年厥阴风木司天。司天的风木与中运胜气风木之气相合，致使木气大盛。木克土，受到伤害的是中央脾土宫，故治疗适宜用辛凉的药物。辛类于金，以金克木。辛又能发散行气，可治疗过于旺盛的木气所导致的郁闭之气。凉可防止木气旺盛郁而化火所生的热象。辛凉同用，既可克制过于旺盛的木气，又可消散木气郁闭而生的郁滞，还可清散木郁而生的热象，由此起到治疗和预防的共同作用。

下半年少阳相火在泉。火本来生土，但现在土虚火旺，母盛伤子，火热之邪伤及脾土，受到伤害的是中央脾土宫，故治疗适宜用咸寒的药物。咸类于水，以水制火，寒可以清热。咸寒同用，可清热凉血，治疗下半年因火热太盛而产生的各种病症。

全年适宜用甘平的药物。甘类于土，少宫土运不及适宜用甘味的药滋补脾土以资助不及的中运少宫。平药可以调和诸气诸药，使之平和而无偏性，用于调理治疗中运不及而导致的各种病症。

乙巳年、乙亥年："上厥阴木，中少商金运，下少阳相火，热化寒化胜复同，邪气化日也。灾七宫。风化八，清化四，火化二，正化度也。其化上辛凉，中酸和，下咸寒，药食宜也"。"上"是指上临司天，厥阴风木司天。"中"是指中运，少商金运，属于金运不及。"下"是指下加在泉，少阳相火在泉。"风化八"是指天三生木，地八成之，"成"是太过，这里是指司天的风木之气太过。"清化四"是指地四生金，"生"是不足，这里是指中运少商金运不足。"火化二"是指地二生火，"生"是不足，这里是指在泉的相火之气不足。乙是少商，属于金运不及，"岁金不及，炎火乃行"。火克金，金运不及无力抵抗克制之气，火的热化就会旺盛而胜出，故火的热化是不及的金运的胜气。火热之气过于亢盛，物极必反，就有水的寒化之气报复亢盛的火热之气，水克火，故水的寒化就是火的热化的复气。胜气亢盛，复气也亢盛，胜气微弱，复气也微弱，它们之间的强弱程度是大致相同的。但是这些都不是正气所化生的，属于邪气，故称为"邪气化日"。"七宫"是南方兑宫，"灾七宫"是指金运不及所致的灾害是西方兑金宫。"正化度"是指司天、中运、在泉三气都属于正气所化生。

乙是少商金运不及而导致炎火大行。上半年厥阴风木司天。木生火，火克金而使金气大伤。金本来克木，现在金虚木旺，木反侮金又会使受伤的金气更加虚衰，伤害西方兑金宫，故治疗适宜用辛凉的药物。辛类于金，入肺，既可以辛金克制旺盛的木气，又可补益虚衰的肺金之气。凉既可以清散炎火的胜气，又可以消除木气过旺而郁闭导致的木郁化火之象。辛凉同用，清补相合，可用于治疗上半年金虚木旺、炎火热盛而产生的各种病症。

下半年少阳相火在泉。火克金，同样会伤害西方兑金宫，故治疗适宜用咸寒的药物。咸类于水，以水制火，寒可以清热。下半年在泉的少阳相火导致火热之气旺盛，咸寒同用可以克制清散火热之象。同时咸水与金相合同气，又可以水资助不足的金气。

全年适宜用酸平的药物。金运不及之年，金本来就虚弱，又逢遇火热克金、木旺侮金等伤害，导致金更加虚衰，金气虚衰涣散而不收敛。酸能收能涩，还能补益肺气，收敛固涩补益涣散的肺气，使肺气不至于失去其宣发肃降治节气机的作用。平药能调和诸气诸药的平和。酸平合用，可补虚敛气、调和诸气，用以治疗全年金气虚衰所导致的各种病症。

辛己年、辛亥年："上厥阴土，中少羽水运，下少阳相火，雨化风化胜复同，邪气化度也。灾一宫。风化三，寒化一，火化七，正化度也。其化上辛凉，中苦和，下咸寒，药食宜也"。"上"是指上临司天，厥阴风木司天。"中"是指中运，少羽水运，属于水运不及。"下"是指下加在泉，少阳相火在泉。"风化三"是指天三生木，"生"是不足，这里是指司天的风木之气不足。"寒化一"是指天一生水，"生"是不足，这里是指中运少羽的水气不足。"火化七"是指地二生火，天七成之，"成"是太过，这里是指在泉的相火之气太过。辛是少羽，属于水运不及，"岁水不及，湿乃大行"。湿属土，土克水，少羽的水运不及无力抵抗克制之气，土的雨化之气就会胜出，故土的雨化之气就是不及的水运的胜气。雨化之气过于亢盛，物极必反，木克土，就会有木的风化之气报复过于亢盛的雨化之气，故木的风化就是土的雨化的复气。胜气亢盛，复气也亢盛，胜气微弱，复气也微弱，它们之间的强弱程度大致是相同的。但是这些都不是正气所化生的，属于邪气，故称为"邪气化度"。"一宫"是北方坎宫，"灾一宫"是指水运不及，所致的灾害在北方坎水宫。"正化度"是指司天、中运、在泉三气都属于正气所化生。

辛年是少羽水运不及而导致湿土之气大行。上半年厥阴风木司天。水本来生木，但现在水虚木旺，木旺伤母，同时又有土的胜气克水，二气相合，会伤害北方的坎水宫，故治疗适宜用辛凉的药物。辛类于金，既可以金克制过亢的司天木气，又使金与水运相依相生，以此资助虚衰的水运。凉可以防治木气过旺郁而化火所生的热象。辛凉同用，既可克制木气，又可资助水气，还可防治木郁化火的热象，用于治疗上半年发生的各种病症。

下半年少阳相火在泉。水本来克火，但水虚火旺，火反侮水使水气大伤，会伤害北方坎水宫，故治疗适宜用咸寒的药物。咸类于水，入肾养肾，可资助受到伤害的坎水肾宫。火热之气亢盛伤水，使不及的水运更加虚衰，导致雨湿的胜气旺盛。"脾苦湿，急食咸以燥之"。咸药可以燥除湿邪。寒可以制热，消除在泉相火过旺所产生的火热之象。咸寒合用，既可以滋补肾水以救坎宫之灾，又可以燥除雨化胜气的湿邪，还可以消散少阳相火过旺所生的火热之象，用于治疗下半年所发生的各种病症。

全年适宜用苦平的药物。苦类于火，既可以温散中运少羽的寒象，又可以燥除胜气所生的湿气。平药可以调和诸气、诸药，使其平和而无偏性。苦平合用，可用于治疗全年寒湿之气所产生的各种病症。

以上这十年主气的五运都是属于阴年。丁木、癸火、己土、乙金、辛水都是不及之年。由于中运的不及虚衰，所以就会有胜气和复气这两种邪气的干扰，从而造成了全年发生病症的复杂化，同时也使诊查和治疗增加难度。

这十年由于司天在泉的关系都是上风下热，而且它们的气化不同，所以当气属于风木之气太过的时候，大多选用辛凉的药物治疗；当气属于火热之气太过的时候，大多选用咸寒的药物治疗。上半年厥阴风木司天，肝木之气过于旺盛。用辛凉的药物治疗，是因为辛类于金，金克木，以此来调理、治疗上半年过于旺盛的风木之气。下半年少阳相火在泉，火热之气过于旺盛，用咸寒的药物治疗，是因为咸类于水，以水克火，以寒制热，以此来调理、治疗下半年过于旺盛的火热之气。

在这十年中，有中运与司天同风化的，如少宫土运、少商金运、少羽水运，治疗时应该多用辛凉的药物抑制风木的太过。有中运与在泉同热化的，如少角木运、少徵火运，治疗时应该多用咸寒的药物清泄火热之象。厥阴风木司天就会土郁，因为木克土。少阳在泉就会金郁，因为火克金。故治疗时还应该关注脾土和肺金二脏的虚损，适量增加甘温的药物补益脾肺。

总之，在治疗的时候，要认真观察辨别各种病症、症状的区别，将它们和不同的气运、胜气和复气，以及胜气、复气的亢盛或微弱产生的各种不同现象相结合，以便准确发现病因病机，确立正确的治疗原则，从而达到较好的治疗效果。

附：1.《医宗金鉴·运气心法要诀·五行德政令化灾变歌》

五行德政令化灾变歌

木德温和政舒启，其令宣发化生荣，

其变烈风云物飞，其灾摧拔殒落零。

【注】木主春，故其德温暖柔和也。春气发，故其政舒展打开也。春气升，故其令宣发也。春主生，故其化生荣也。春主风，故其变烈风而云物飞扬，此风之胜也。木胜不已，则为摧折拔殒，散落飘零之灾也。

火德彰显化蕃茂，其令为热政曜明，

其变灾烈水泉涸，其灾焦灼萎枯形。

【注】火主夏，故其德彰着昭显也。夏主长，故其化蕃秀茂盛也，夏阳盛，故其令热也。夏阳外，故其政光明显曜也。夏主热，故其变炎光赫烈而水泉干涸，此热之胜也。火胜不已，则为万物焦灼，草萎木枯之灾也。

土德溽蒸政安静，其令云雨其化丰，

其变阴埃震骤注，其灾霖雨岸堤崩。

【注】土主长夏，故其德溽蒸热也。土主静，故其政安静也。长夏气濡，

故其令云雨也。土气浓，故其化万物丰备也。长夏主湿，故其变阴晦烟埃震雷，骤注豪雨，此湿之胜也。土胜不已，则为久霖淫雨，溃岸崩堤之灾也。

> 金德清洁政劲切，其化紧敛令露膏，
>
> 其变肃杀霜早降，其灾苍干草木凋。

【注】金主秋，故其德清凉皎洁也。秋气肃，故其政肃劲齐切也。秋主收，故其化紧收敛缩也。秋主露，故其令露膏万物也。秋主燥，故其变肃寒早霜杀物，此燥之胜也。金胜不已，则为苍枯，草木凋零之灾也。

> 水德凄沧政坚肃，其化清谧其令寒，
>
> 其变凛冽寒太甚，其灾冰雹霜雪连。

【注】水主冬，故其德凄沧而寒也。冬气固，故其政坚凝肃劲也。冬主藏，故其化清冷静谧也。冬主寒，故其变凛冽，寒气太盛，此寒之胜也。水胜不已，则为冰雪霜雹之灾也。

2.《医宗金鉴·运气心法要诀·五运客运太过为病歌》

五运客运太过为病歌

> 风气大行太过木，脾土受邪苦肠鸣，
>
> 飧泄食减腹支满，体重烦冤抑气升，
>
> 云物飞扬草木动，摇落木胜被金乘，
>
> 甚则善怒颠眩冒，胁痛吐甚胃绝倾。

【注】上文统论主运主气为病，此详言五运客运专主之病也。岁木太过、六壬年也，或岁土不及、六巳年也。木太过则特强乘土，土不及则母弱而金衰，无以制木，而木亦来乘土，故木气盛则风气大行，为木太过之化。在人则脾土受邪为病，苦肠鸣、飧泄、食少，腹满、体重、烦冤。烦冤者，谓中气抑郁不伸故也。在天则有云物飞扬之变，在地则有草木动摇之化。木胜不已而必衰，衰则反被金乘，有凋陨摇落之复也。故更见善怒、颠疾、眩冒、胁痛、吐甚之肝脾病也。胃绝倾者，谓胃土冲阳之脉绝而不至，是为脾绝，故主命倾也。

> 暑热大行太过火，肺金受邪喘咳疴，
>
> 气少血失及病疟，注下咽干中热多，
>
> 燔炳物焦水泉涸，冰雨寒霜水复过，
>
> 甚则谵狂胸背痛，太渊脉绝命难瘥。

【注】岁火太过、六戊年也，或岁金不及、六乙年也。火太过，则火特强

而乘金。金不及，则母弱而水衰无以制火，而火亦乘金。故火气盛则暑热大行，为火太过之化。在人则肺金受邪，其为病喘而咳嗽，气少不足息，血失而颜色瘁，及疟疾注下，火泻咽干中热也。在天则有燔炳炎烈沸腾之变，在地则有物焦槁、水泉涸之化。火胜不已而必衰，衰则反被水乘，有雨冰雹早霜寒之复也；故更见谵语狂乱，胸背痛之心肺病也。太渊，肺脉也，肺金之脉绝而不至，是为肺绝，故主病难愈也。

> 雨湿大行太过土，肾水受邪腹中疼，
> 体重烦冤意不乐，雨湿河衍涸鱼生，
> 风雨土崩鳞见陆，腹满溏泻苦肠鸣，
> 足痿瘛痛并饮满，太溪肾绝命难存。

【注】 岁土太过，六甲年也；岁水不及，六辛年也。土太过，则土恃强而乘水；水不及，则母弱而木衰无以制土，而土亦乘水。故土气盛则雨湿大行，为土太过之化。在人则肾水受邪，其为病，四肢冷厥、腹中痛、体重、烦冤、意不乐也。在天则有雨湿数至之变，在地则有河衍涸泽生鱼之化。湿胜不已而必衰，衰则反被木乘，有风雨大至，土崩鳞见于陆之复也，故更见腹满、溏泻、肠鸣、足痿痛、饮满之脾胃病也。太溪，肾脉也，肾水之脉绝而不至，是为肾绝，故曰主命难存也。

> 清燥大行太过金，肝木受邪耳无闻，
> 胁下少腹目赤痛，草木凋陨焦槁屯，
> 甚则胸膺引背痛，胠胁何能反侧身，
> 喘咳气逆而血溢，太冲脉绝命难生。

【注】 岁金太过，六庚年也；岁木不及，六丁年也。金太过，则金恃强而乘木；木不及，则母弱而火衰无以制金，而金亦乘木。故金气盛则清燥大行，为金太过之化。在人则肝木受邪，其为病耳聋无闻，胁下痛、少腹痛、目赤痛也。在天则有清燥肃杀之变，在地则有草木凋陨之化。燥胜不已而必衰，衰则反被火乘，有苍干、焦槁之复也。故更见胸膺引背、胠胁疼痛、不能转侧，喘咳、气逆、失血之肝肺病也。太冲，肝脉也，肝木之脉绝而不至，是为肝绝，故主命难生也。

> 寒气大行太过水，邪害心火热心烦，
> 躁悸谵妄心中痛，天冰霜雪地裂坚，
> 埃雾蒙郁寒雨至，甚则肿咳病中寒，

腹满溏鸣食不化，神门脉绝死何言。

【注】岁水太过，六丙年也；岁火不及，六癸年也。水太过，则水恃强而乘火；火不及，则母弱而土衰无以制水，而水亦乘火。故水气盛则寒气大行，为水太过之化。在人则心火受邪，其为病心烦躁悸，谵语妄言，心中热痛也。在天则有雨冰霜雪之变，在地则有冻裂坚刚之化。寒胜不已而必衰，衰则反被土乘，有埃雾蒙郁不散，寒雨大至之复也。故更见肿、喘、中寒，腹满、溏泻、肠鸣，饮食不化之肾脾病也。神门，心脉也，心火之脉绝而不至，是为心绝，故主死也。

3.《医宗金鉴·运气心法要诀·五运郁极乃发歌》

五运郁极乃发歌

火土金郁待时发，水随火后木无恒。
水发雹雪土飘骤，木发毁折金清明，
火发曛昧有多少，微者病已甚无刑。
木达火发金郁泄，土夺水折治之平。

【注】五郁之发，各有其时。火郁待三气火时而发，土郁待四气土时而发，金郁待五气金时而发，此各待旺时而发也。水郁不待终气水时，而每发于二气三气二火时者，以水阴性险，见阳初退，即进乘之，故不待水旺而发也。木郁之发，无一定之时者，以木生风，善行数变，其气无常，故木发无恒时也。五发之时既已审矣，然五发征兆，五气微甚，天时民病，不可不知也。水发之征，微者为寒，甚为雹雪；雹雪，寒甚也。土发之征，微者为湿，甚为飘骤；飘骤，暴风雨也。木发之征，微者为风，甚为毁折；毁折，摧拔也。金发之征，微者为燥，甚为清明；清明，冷肃也。火发之征，微者为热，甚为曛昧；曛昧，昏翳也。多少者，谓有太过、不及也。不及者病微，太过者病甚。微者病已，谓本经自病也。甚者兼刑，谓兼我刑、刑我者同病也。如木气甚，我刑者土，刑我者金，土畏我乘来齐其化，金畏我胜来同其化，故三经兼见病也。余气法此。木达谓木郁达之；达者，条达舒畅之义也。凡木郁之病，风为清敛也，宜以辛散之、疏之，以甘调之、缓之，以苦涌之、平之，但使木气条达舒畅，皆治木郁之法也。火发谓火郁发之；发者，发扬解散之义也。凡火郁之病为寒束也。宜以辛温发之，以辛甘扬之，以辛凉解之，以辛苦散之，但使火气发扬解散，皆治火郁之法也。金泄谓金郁泄之；泄者，宣泄疏降之义也。凡金郁之病，燥

为火困也，宜以辛宣之、疏之、润之，以苦泄之、降之、清之，但使燥气宣通疏畅，皆治金郁之法也。水折谓水郁折之；折者，逐导渗通之义也。凡水郁之病，水为湿瘀也，宜以辛苦逐之、导之，以辛淡渗之、通之，但使水气流通不蓄，皆治水郁之法也。土夺谓土郁夺之；夺者，汗、吐、下利之义也。凡土郁之病，湿为风阻也，在外者汗之，在内者攻之，在上者吐之，在下者利之，但使土气不致壅阻，皆治土郁之法也。

十六、六气中客气、主气、司天、在泉的症状和治疗原则

在前面讲述六十年中的五运与六气相结合时，主要关注了五运的太过、不及与六气司天、在泉相互之间的关联，特别是在五运不及的年运中又有胜气和复气的变化以及它们对司天和在泉的影响。但是六气自己也是在往复轮转循环的，每一岁年的司天、在泉都有自己的过胜或虚衰。下面把六气中客气和主气之间的盛衰克制，六气自身的胜出、报复等不同表现和治疗基本原则罗列出来，以便于在临床治疗时可以根据六气的客气以及司天、在泉的不同表现，再结合五运六气中当年的气运规律，从而帮助准确判断疾病的各种症状，正确制定治疗原则。

六气中客气、主气、司天、在泉的症状和治疗原则可归纳成六个方面：一是客气和主气各自胜出的症状和治疗原则；二是六气偏胜的症状和治疗原则；三是六气报复致病的症状和治疗原则；四是司天、在泉邪气过胜的症状和治疗原则；五是司天、在泉气不足被邪气反胜的症状和治疗原则；六是六气治疗时补泻先后的原则。

在六气运行中，虽然可能会出现客主相胜、邪气过胜、六气相胜、六气相复、邪气反胜等各种表现情况，但治疗时都是要将这些病气进行归类，并使它们恢复到正常的状态。所有的治疗目的都是为了疏通腠理，引致津液，宣通阳气，使人体的气机通畅，阴阳平和，从而达到健康的状态。

（一）客气和主气各自胜出的症状和治疗原则

在六气轮转运行的时候，每一年的主气与客气都会有不同的相逢加临，在客气与主气相互加临的时候，客气和主气之间没有胜气和复气。但

是由于年运的不同及五运对各步气的影响，会使主气与客气之间彼此各自胜出。当主气胜出并且导致客气生病时，称为"逆"，当客气胜出并且导致主气生病时，称为"顺"。这是因为主气应四季六气之时永远相同不动，而客气却是每年都在轮转循环变动的。客气的变动是因为它遵循天地之间正常的规律转换变动。当不动的主气伤害变动的客气时，由于客气虚衰不足，当令的客气被四时的主气伤害，致使其无法行使职责，所以是"逆"。如果当令的客气伤害四时的主气时，由于当令之气旺盛，造成对主气的伤害，所以是"顺"。这就是天地之间的正常规律，我们就是遵循着天地之间正常的规律来确定这些称谓的，下面按照六气客气轮转的顺序排列进行分别解析。

1. 厥阴风木

巳年、亥年厥阴司天，初气到三气是由司天之气所主。这就是以风木这个客气加临于厥阴、少阴、少阳三个主气。如果客气胜出，木气就会因亢盛而上动导致风邪旺盛，出现眩晕、耳鸣等症状。如果主气胜出，就会使火热挟持木邪，当君火胜出时，因为心开窍于舌，就会出现舌强言謇；当少阳相火胜出时，就会出现胸胁疼痛等症状。

寅年、申年厥阴在泉，四气到终气是由在泉之气所主。这就是以风木这个客气加临于太阴、阳明、太阳三个主气。如果客气胜出，肝木就会受制于下，出现筋骨异常的病症，如大关节运动不利、痉挛抽搐等。如果主气胜出，就会出现筋骨强直、腰部和腹部经常疼痛等症状。

无论是厥阴司天还是在泉，当它们的客气胜出时主气就会为病，治疗时要"其泻以酸，其补以辛"。木性主升，酸性收敛，可以反其性来收敛亢盛的肝气，故为"泻"。辛性发散，可以资助木的升发之气，故为"补"。当它们的主气胜出时客气就会为病，治疗时要"以辛补之，酸泻之，以甘缓之"。因为《素问·脏气法时论》中说："肝欲散，急食辛以散之，用辛补之，酸泻之。"辛既可以散除肝木的气机郁滞，又可以资助涣散不收的肝木之气，酸可以收敛肝木过亢的升发之气，甘可以缓肝木之急，"肝若急，急食甘以缓之"。

2. 少阴君火

子年、午年少阴司天，初气到三气是司天之气所主。这就是以君火这个客气加临于厥阴、少阴、少阳三个主气。如果客气胜出，就会使火热之邪伤害上焦，当热邪留居在头部时，就会出现头痛、颈项僵直强硬、少气、耳聋等症状；当热邪留居于肌表时，就会出现发热、肩背闷热等症状。如果主气胜出，就会火木同为邪害伤及心肝二经，出现心热烦躁、胁痛胀满等症状。

卯年、酉年少阴在泉，四气到终气是在泉的地气所主。这就是以君火这个客气加临于太阴、阳明、太阳三个主气。如果客气胜出，就会使火热之邪留居在阴分，出现腰痛并牵扯至下肢、自觉灼热酸痛。若火热之邪伤及太阴，由于脾主四肢肌肉，故会出现下肢浮肿而不能久立。如果主气胜出，君火就会被群阴制约，出现心痛发热、四肢厥冷、汗多不藏、逆气上冲等症状。

无论是少阴司天还是在泉，当它们的客气胜出时主气就会为病，治疗时要"其泻以甘，其补以咸"。火性炎烈，甘可以反其性缓散心肝二经过旺的气机，故为"泻"。火欲软，而咸以水化，可以顺其气软之，咸既可以泻火制火，又可以生木养木，故为"补"。当它们的主气胜出时客气就会为病，治疗时要"以咸补之，以甘泻之"。因为《素问·脏气法时论》中说："心欲软，急食咸以软之，用咸补之，甘泻之。"

3. 太阴湿土

丑年、未年太阴司天，初气到三气是司天之气所主。这就是以湿土这个客气加临于厥阴、少阴、少阳三个主气。如果客气胜出，就会使湿热之气上升，出现头面浮肿而气喘。如果主气胜出，就会使风热之邪侵害脾土，出现食后精神错乱、腹部胀满等症状。

辰年、戌年太阴在泉，四气到终气是在泉的地气所主。这就是以湿土这个客气加临于太阴、阳明、太阳三个主气。如果客气胜出，就会使湿邪挟阴留居在下焦，出现濡泻、下肢沉重、足踝痿软等症状。如果主气胜出，就会使寒水侮土伤脾，出现寒气上逆痞满、饮食减少等症状。

无论是太阴司天还是在泉，当它们的客气胜出时主气就会为病，治疗时要"其泻以苦，其补以甘"。土性主湿，苦能燥湿，可以反其性，燥除土湿之气，故为"泻"。甘从土化，土欲缓，甘可以顺其气而缓补脾土之气，故为"补"。当它们的主气胜出时客气就会为病，治疗时要"以甘补之，以苦泻之，以甘缓之"。因为《素问·脏气法时论》中说："脾欲缓，急食甘以缓之，以苦泻之，以甘补之。"

4. 少阳相火

寅年、申年少阳司天，初气到三气是司天之气所主。这就是以相火这个客气加临于厥阴、少阴、少阳三个主气。如果客气胜出，就会使火热之邪留居于上焦，出现头痛、咽喉肿痛、丹疹等，火热留居于内则可见手足抽搐。如果主气胜出，火热之邪在上焦，就会出现手热、胸闷、仰息、咳嗽等症状。

巳年、亥年少阳在泉，四气到终气是在泉的地气所主。这就是以相火这个客气加临于太阴、阳明、太阳三个主气。如果客气胜出，就会火热留居于阴分，使热在下焦，出现恶寒、腰腹部疼痛等症状。如果主气胜出，就会造成阴盛于内而格阳于外，使热反上行而侵犯心，出现心痛、发热、呕吐等症状。

无论是少阳司天还是在泉，当它们的客气胜出时主气就会为病，治疗时要"其泻以甘，其补以咸"。甘可以反其性缓散过旺的火热之气，故为"泻"。咸从水化，可以顺其性养木泻火，故为"补"。当它们的主气胜出时客气就会为病，治疗时要"以咸补之，以甘泻之，以咸软之"。因为《素问·脏气法时论》中说："心欲软，急食咸以软之，用咸补之，甘泻之。"

5. 阳明燥金

卯年、酉年阳明司天，初气到三气是司天之气所主。这就是以燥金这个客气加临于厥阴、少阴、少阳三个主气。由于少阴少阳都是火热之位，而金留居在火位，所以客气是不能胜出主气的，这样也就没有客气和主气的胜出。但是阳明是以清肃为主气，如果清肃的气机旺盛而有余邪，热气就会来抑制它。肺金被热邪所伤，就会出现咳嗽、咽部窒塞不畅等症状。

子年、午年阳明在泉，四气到终气是在泉的地气所生。这就是以燥金这个客气加临于太阴、阳明、太阳三个主气。如果客气胜出，清寒之气就会扰动下焦，出现少腹坚满、泄泻等症状。如果主气胜出，就会使寒邪伤害金脏，寒邪在下就会出现腰重腹满、少腹部寒凉。如果寒邪于肺经上冲胸中，就会出现气喘而不能久立等症状。

无论是阳明司天还是在泉，当它们的客气胜出时主气就会为病，治疗时要"其泻以辛，其补以酸"。金性收敛，辛反其性而散之，故为"泻"。金性收敛，酸则会顺其性而收之，故为"补"。当它们的主气胜出时客气就会为病，治疗时要"以酸补之，以辛泻之，以苦泄之"。因为《素问·脏气法时论》中说："肺欲收，急食酸以收之，用酸补之，辛泻之……肺苦上逆，急食苦以泄之。"当肺气上逆时，还可用苦味药物对上逆的气机泄下降逆。

6. 太阳寒水

辰年、戌年太阳司天，初气到三气是司天之气所主。这就是以寒水这个客气加临于厥阴、少阴、少阳三个主气。如果客气胜出，就会使寒气侵犯上焦，出现遇寒咳嗽、鼻流清涕、胸中不适等症状。如果主气胜出，就会因为火热被寒邪所包覆，阳气欲达于外无法宣散而出现喉中鸣响等症状。

丑年、未年太阳在泉，四气到终气是在泉的地气所主。这就是以寒水这个客气加临于太阴、阳明、太阳三个主气。由于在泉的主气都属于阴寒，所以水居水位没有客气、主气的胜出，就会使重阴气盛，寒邪重复滞留于内，出现腰骶疼痛、屈伸不利，股、胫、足、膝部疼痛等症状。

无论是太阳司天还是在泉，当它们的客气胜出时主气就会为病，治疗时要"其泻以咸，其补以苦"。水性凝滞，咸可以软坚散结，反其性而软之，故为"泻"。水欲坚，苦可以顺其气而坚之，故为"补"。当它们的主气胜出时客气就会为病，治疗时要"以苦补之，以咸泻之，以苦坚之，以辛润之"。因为《素问·脏气法时论》中说："肾欲坚，急食苦以坚之，用苦补之，咸泻之……肾苦燥，急食辛以润之。"

这些六气司天、在泉中客气、主气各自胜出的治疗方法，都旨在疏通腠理，宣通阳气。治疗时，要顺其性而"补"，或反其性而"泻"，或用其他方法辅助补充，从而达到较好的治疗效果。以上就是在六气轮转发生病变时需要关注的主要症状和治疗原则。

附：《医宗金鉴·运气心法要诀·六气客气主病歌》

六气客气主病歌

少阴司天热下临，肺气上从病肺心，
燥行于地肝应病，燥热交加民病生，
喘咳血溢及血泻，寒热鼽嚏涕流频，
疮疡目赤嗌干肿，厥心胁痛苦呻吟。

【注】上文统论主运、主气为病，此则详言六气客气专主之病也。少阴君火司天，子午岁也。火气下临金之所畏，故肺气上从而病肺心也。凡少阴司天，则阳明燥金在泉，故燥行于地而病肝也。是则知燥热交加，民病喘咳，血上溢，血下泄，寒热、鼽塞、喷嚏、流涕、疮疡、目赤、嗌干、肿痛、心痛、胁痛，皆其证也。

太阴司天湿下临，肾气上从病肾阴，
寒行于地心脾病，寒湿交攻内外淫，
民病身重足跗肿，霍乱痞满腹胀䐜，
肢厥拘急脚下痛，少腹腰疼转动屯。

【注】太阴湿土司天，丑未岁也。湿气下临水之所畏，故肾气上从而病肾阴也。凡太阴司天，则太阳寒水在泉，故寒行于地而病心脾也。是知寒湿内外交攻，民病身重，足跗肿，霍乱，痞满，腹胀，四肢厥逆拘急，脚下痛，少腹痛，腰痛难于动转，皆其证也。

少阳司天火下临，肺气上从火刑金，
风行于地肝木胜，风火为灾是乃因，
民病热中咳失血，目赤喉痹聋眩瞑，
疮疡心痛睏瘲冒，暴死皆因臣犯君。

【注】少阳相火司天，寅申岁也。火气下临金之所畏，故肺气上从而病肺也。凡少阳司天，则厥阴风木在泉，故风行于地，木胜则病在肝，是则知风火为灾，民病热中，咳而失血，目赤，喉痹，耳聋眩瞑、疮疡、心痛、动、瘲，昏冒，皆其证也。暴死者，是三之客气，相火加临君火，以臣犯君故也。

阳明司天燥下临，肝气上从病肝筋，
热行于地心肺害，清燥风热互交侵，
民病寒热咳膹郁，掉振筋痿力难伸，

烦冤胁痛心热痛，目痛眦红小便绛。

【注】阳明燥金司天，卯酉岁也。燥气下临木之所畏，故肝气上从而病肝筋也。凡阳明司天，则少阴君火在泉，故热行于地而病肺心也。是则知清燥风热交侵，民病寒热而咳，胸郁满，掉摇振动，筋痿无力，烦冤抑郁不伸，两胁心中热痛，目痛红，小便绛色，皆其证也。

太阳司天寒下临，心气上从病脉心，
湿行于地脾肉病，寒湿热内去推寻，
民病寒中终反热，痈疽火郁病缠身，
皮痿肉苛足痿软，濡泻满肿乃湿根。

【注】太阳寒水司天，辰戌岁也。寒气下临火之所畏，故心气上从而病心脉也。凡太阳司天，则太阴湿土在泉，故湿行于地而病脾肉也。是则知寒湿热气相合，民病始为寒中终反变热，如痈疽一切火郁之病，皮痿痹而重着，肉苛不用不仁，足痿无力，湿泻腹满身肿，皆其证也。

厥阴司天风下临，脾气上从脾病生，
火行于地冬温化，风火寒湿为病民，
耳鸣掉眩风化病，支满肠鸣飧泻频，
体重食减肌肉痿，温厉为灾火化淫。

【注】厥阴风木司天，巳亥岁也。风气下临土之所畏，故脾气上从而病脾也。凡厥阴司天，则少阳相火在泉，故火行于地而病温也。是则知风火寒湿杂揉，民病耳聋，振掉，眩晕，腹满肠鸣，完谷不化之泻，体重食减，肌肉痿瘦，皆其证也。

（二）六气偏胜的症状和治疗原则

在气运的轮转中，六气之间有强弱的分别，当某一气旺盛的时候，它就会乘其他的气，使其相对虚衰不足而为病。同时它也会因为自身的亢盛自伤并伤害它所克制的他气。当某一气刚刚轮转进入的时候，它的气势都会比较旺盛，但当它到了中后部分就会变得比较缓和了。如果某一气一直都处于亢盛的状态，则其属于胜气的表现。如果某一气因为刚刚轮转进入时的旺盛状态太过而产生与胜气相同的症状，也可以按照胜气的治疗原则调理，使其舒缓平和。在临床诊查时，当所观察的症状与六气中某一气偏胜的症状相符合时，就可以按照六气偏胜的治疗原则进行治疗。

1. 厥阴之胜

厥阴偏胜的时候就会使风邪旺盛。风性主动，如果伤害足厥阴肝经，因肝经上行于头部，故可见头部眩晕、耳鸣等症状。风木之邪克土伤胃，就会出现心中自觉烦乱如麻、欲呕吐、胃脘处疼痛且感觉寒凉、两胁胀满、少腹疼痛、肠鸣飧泄等症状。这些病症的发生，都是因为厥阴风木之邪亢盛自伤并伤害了其所克的脏腑导致的。

如果厥阴偏胜，则治疗时要"治以甘清，佐以苦辛，以酸泻之"。风木之邪亢盛伤害脾土，而甘从土化，可以补益脾土，缓解其受到的伤害。清药可以平泻肝风的偏亢之性。苦从火化，可以火制木。辛药可以行散肝风郁闭的气机。酸药入木，可以酸泻木，正所谓"肝欲散，以酸泻之"。

2. 少阴之胜

少阴偏胜的时候就会使君火旺盛。手少阴心经起自心中并出心系，若君火亢盛伤害心脏，就会出现心下热、常常感觉饥饿等症状。心与小肠相表里，若火热之邪下移伤害小肠，就会出现脐下疼痛。心火亢盛会使热气遍及三焦，火在上焦可见呕逆躁烦，火在中焦可见腹部胀满疼痛，火在下焦可见大便溏泄、尿血等症状。这些病症的发生，都是因为少阴君火之邪亢盛自伤并且伤害了其所传的脏腑以及三焦导致的。

如果少阴偏胜，则治疗时要"治以辛寒，佐以苦咸，以甘泻之"。辛味散，寒性凉，辛寒药物可以散除旺盛的君火邪气。苦咸之药泄热，可以辅佐辛寒药物共同泻除火热邪气。甘药泻心，可以缓解心气的郁滞，正所谓"心欲软，用甘泻之"。

3. 太阴之胜

太阴偏胜的时候就会使湿邪旺盛。寒湿之气旺盛且闭束在外，火热之气就会在人体的内部郁结起来，使疮疡之症先发作在里，后又流散在外。火热之气阻隔在人体上部，就会出现头痛、颈项强硬、喉痹等症状。如果没有热象而只是湿邪之气独自旺盛，就会使湿邪内郁在里，寒湿之邪伤害上焦可见头项疼痛且牵扯到眉间，寒湿之邪伤害下焦可见少腹胀满、腰部沉重强直。湿邪留滞可见头重、足胫肿胀。如果水饮发作于内，就会出现人体上部浮肿。这些病症的发生，都是因为湿邪亢盛自伤并伤害了三焦，阻隔了火热之气导致的。

如果太阴偏胜，则治疗时要"治以咸热，佐以辛甘，以苦泻之"。咸药可以泻水湿之气，热药能够消除寒湿之象。咸热之药可以消除湿邪的旺盛之气。湿邪亢盛则脾土虚寒，辛药温散，可以散除脾土的寒气。甘药补益，可以补益脾土之虚。苦味入土，可以泻除湿邪，正所谓"脾欲缓，用苦泻之"。

4. 少阳之胜

少阳偏胜的时候就会使相火旺盛。若火热之邪滞留在上焦并伤害上焦，就会出现心中烦躁疼痛、眼目红赤、耳部疼痛等症状；若火热之邪伤害胃，就会出现呕酸或总想要呕吐，且常常感到饥饿等症状。若火热之邪伤害下焦，就会出现少腹疼痛、下痢赤白等症状；若火热伤阴，就会出现易惊恐、谵妄等症状。这些病症的发生，都是因为相火亢盛伤害了三焦，并伤及阴液导致的。

如果少阳偏胜，则治疗时要"治以辛寒，佐以甘咸，以甘泻之"。辛药发散，寒药清热，少阳火热，辛寒之药可以清散火热之邪。咸从水化，可以水制火、制热。甘药泻火，甘咸之药可以辅佐辛寒之药共同清热泻火，正所谓"心欲软……甘泻之"。

5. 阳明之胜

阳明偏胜的时候就会使燥金之邪旺盛，燥金性主清凉寒肃，可使清凉之气发作于体内。金克木，金邪偏胜伤害木气，就会使肝木的气机郁滞不畅，出现左侧胁肋疼痛等症状。清寒之气旺盛于内，就会出现咽喉窒塞。如果清寒之气伤害下焦，就会出现少腹疼痛、阴囊肿大等症状。如果清寒之邪与燥邪共同旺盛并自伤，由于肺气受到了伤害，肺气收敛不张，就会出现胸中闷胀不适、咳嗽等症状。这些病症的发生，都是因为燥金之邪亢盛自伤并伤害了肝脏导致的。

如果阳明偏胜，则治疗时要"治以酸温，佐以辛甘，以苦泻之"。由于阳明燥金亢盛，金气过胜自伤，故病位在肺。由于金旺克木，故病位又可在肝。酸从木化，既可以滋养虚衰不足的肝木，又可以收敛补益肺金，"肺欲收，急食酸以收之，用酸补之"。温药可以消除燥金的清凉之气。辛药发散行气，既可以散泻肺金的郁闭气机，又可以补益肝木，"肺欲收……用辛泻之"，"肝欲散，急食辛以散之，用辛补之"。甘药可以缓解肝木和肺金气机郁闭所形成的苦急。苦从火化，以火克金，可以泻除燥金之气的实邪。

6. 太阳之胜

太阳偏胜的时候就会使寒水之邪旺盛。寒邪旺盛伤害胃，就会出现腹中痞满、饮食减少等症状。寒凉之气逆而上冲伤害心脏，就会内生心痛。足太阳经归属膀胱，寒邪伤害膀胱经络，就会出现阴部生疮疡、小便不利、双侧大腿内侧疼痛等症状。寒邪客入筋肉，就会使血脉凝滞，筋肉拘急收引挛缩。寒邪在表，气机不能通畅运行，就会使皮肤中水气郁积而形成肿胀。如果阴寒束缚于下且戴阳于上，就会使热气反而上行，出现头部、颠顶、颈项疼痛，眼睛疼痛像要脱出来一样。如果寒邪侵入下焦，就会伤害命门，命门之火受伤大衰，就会出现水泄。这些病症的发生，都是因为寒邪亢盛自伤并伤害了心脏和筋肉导致的。

如果太阳偏胜，则治疗时要"治以甘热，佐以辛酸，以咸泻之"。甘从土化，可以土制水。热药可以祛逐寒气。辛药宣散，既可以散除寒水的实邪，又可以散除皮肤之中的水气。酸药收敛，可以收敛被寒邪所伤害的心的涣散之气。咸药可以泄水，正所谓"肾欲坚……用咸泻之"。

（三）六气报复致病的症状和治疗原则

在气运的轮转中，当六气之中某一气过于旺盛的时候，就会有更强的报复之气来抗衡它。但是六气的复气与五运的胜气和复气不同。在五运的不及之年，因为中运的虚衰就一定会有胜气和复气的发生。而六气的复气只是出现在某一气过于亢盛的时候。因为这个复气比旺盛之气更加亢盛，所以它就会凭借一时的亢盛之势自伤，并且会伤害自己所克制的他气以及克制自己的他气。复气的到来会比胜气来得更加猛烈，症状表现也会更加剧烈，但是复气持续的时间不会很久。当胜气平复消散的时候，复气也会随之消失。因此临床上，如果所见的症状与六气复气的症状相符合时，就可以按照六气复气的治疗原则进行治疗。

1. 厥阴之复

厥阴风木的报复之气内应在肝。肝患病如果是邪气实，就会造成肝气郁结而出现少腹坚硬闷胀、腹部和两胁拘急且突然疼痛等症状。如果肝气郁结伤害脾胃，就会出现呕吐、不欲饮食、食后即吐等症状。肝风旺盛扰动于上，就会出现头目眩晕、筋骨震颤等症状。如果肝气郁结伤害心，就会出现气厥心痛、出汗等症状。这些病症的发生，都是因为肝风邪气亢盛而自伤并伤害脾胃和心导致的。

如果厥阴的报复之气亢盛，则治疗时要"治以酸寒，佐以甘辛，以酸泻之，以甘缓之"。酸从木化，可以养肝泻肝。木郁则易化火，寒药可以消散肝郁所化之火。甘从土化，既可以补益被肝木所伤的脾胃，又可以缓解肝木过于亢盛所导致的苦急。辛从金化，可以金克木，消散泻肝木郁闭的气机。酸药可泻肝木之实，甘药缓肝木之急，正所谓"肝欲散……用酸泻之""肝苦急，急食甘以缓之"。

2. 少阴之复

少阴君火的报复之气是烦热内作。如果火热之气发作在内，就会出现烦躁、打喷嚏、鼻出血等症状。如果火热入气表现在外，就会出现身热如同被焚烧一样、咽干口燥。如果火在阴分，就会出现少腹绞痛。如果气动于左，上行于右，肝木的阳气借火热之势从左侧向上又逆行于右侧，由于右侧是肺金所主的道路，火热刑金，故可出现咳嗽、皮肤疼痛、突然失音等症状。火热之气克伤肺金，就会出现鼻渊，又因为肺主皮毛，火热之气伤及皮毛，故可出现疮疡、痈疽、痤疮等外科病症。如果火热之气使心邪内实，就会出现心痛、神志不清、不省人事等症状。如果热极生寒，就会出现恶寒、寒战、胡言乱语，而寒过去了又会出现发热、口渴、想喝水等症状。这些病症的发生，都是因为君火亢盛自伤并伤及肝和肺导致的。

如果少阴的报复之气亢盛，则治疗时要"治以咸寒，佐以苦辛，以甘泻之，以酸收之，以苦发之，以咸软之"。咸从水化，可以水制火，寒药可以清热，咸寒之药可以清散火热之气。苦药清热泻火，辛药发散热邪，苦辛之药可以泄热并散除火热的郁闭之气。甘药可以泻除火热之邪。酸药可以收敛浮热以及涣散的心气，苦药可以疏泄郁闭的热邪，咸药可以解除热邪的郁结之证，正所谓"心欲软，急食咸以软之，用咸补之，甘泻之""心苦缓，急食酸以收之"。

3. 太阴之复

太阴湿土的报复之气内应在湿气病变的发生。湿气过重就会自伤脾土，出现身体沉重、饮食不消化等症状。湿为阴邪，阴气上逆就会出现胸中不舒畅。如果水饮之邪发作在内，寒湿邪气侵袭肺，就会出现咳嗽不断。如果湿邪闭阻三焦经，就会出现头部和颈项疼痛沉重，受到惊恐时加重，筋脉濡软而不愿意活动等。这些病症的发生，都是因为湿邪亢盛自伤并伤害肺和三焦经导致的。

如果太阴的报复之气亢盛，则治疗时要"治以苦热，佐以酸辛，以苦泻之，燥之，泄之"。苦能燥湿，可以苦燥之。热药可以消散土湿之邪导致的阴寒之气。酸从木化，以木克土，辛药宣散，可以散除水湿之气。苦、热、酸、辛之药可以克制水湿，散除水湿以及阴寒之气，同时苦药清泻，可以苦泻之，正所谓"脾欲缓……用苦泻之"。

4. 少阳之复

少阳相火的报复之气是大热之气。火热之邪上乘伤害心肺，就会出现惊恐、瘛疭、咳嗽、衄血、心热烦躁等症状。火热之邪闭阻气机，厥逆之气上行，就会出现面色好像蒙上了浮尘、眼睛眴动。火热之气内入发作，就会出现口舌糜烂、呕吐。火热之邪下行，就会出现便血。如果热极生寒，寒热互搏，就会出现时常恶寒鼓慄等类似疟疾的表现。当寒极转热，又会出现咽部干燥、口渴欲饮等症状。如果气血受到伤害，就会感觉少气而且脉搏也会痿软虚弱。这些病症的发生，都是因为火热之邪伤害心肺，闭阻气机导致的。

如果少阳的报复之气亢盛，则治疗时要"治以咸冷，佐以苦辛，以咸软之，以酸收之，辛苦发之，发不远热，无犯温凉"。咸从水化，可以水制火，冷药可以清热，苦药可以清热泻火，辛药可以发散热邪，咸冷苦辛之药可以清除热邪、泻除火热。同时咸药可以软散火热导致的郁结气机，即"心欲缓，急食咸以软之"。酸药可以收敛火热之邪导致的涣散之气，即"心苦缓，急食酸以收之"。辛药可以发散热邪，苦药可以疏泄气机，泻火存阴。另外，发汗药在使用时不用避忌炎热的天气，发汗的时候不要使用温凉药物。这就是治疗少阳复气导致疾病的治疗原则。

5. 阳明之复

阳明燥金的报复之气是因为燥金之气性主清凉，致使清凉寒肃之气大行。金克木，肝木之气行于左，就会出现左侧胁肋不适。如果木郁火衰而使阳气不能畅达，就会出现时时叹气不止等症状。如果清凉寒肃之邪伤害中焦，就会出现心烦、心痛、咳嗽、呃逆、呕吐、腹胀痞满、泄泻等症状。清寒之邪外束，火热郁结在里并扰动于上，就会出现头痛。金邪过于亢盛伤及肝木，肝气虚衰，就会出现惊骇、筋肉挛缩等症状。这些病症的发生，都是因为燥金的邪气亢盛郁闭火热之气并且伤害肝脏导致的。

如果阳明的报复之气亢盛，则治疗时要"治以辛温，佐以苦甘，以苦泻之，以苦下之，以酸补之"。辛从金化，入肺，温药可以散寒，辛温之药可以温泻肺金的清燥之气。苦从火化，可以火克金。金亢伤木，甘药可以缓除受伤的肝木之急。苦药既可以疏泄气机，以苦泻之，又可以降泄肺气，以苦下之，开燥结，通利实邪。以酸药补虚，可以收敛肺气并滋补干涸的津液，正所谓"肺苦上逆，急食苦以泄之""肺欲收……用酸收之"。

6. 太阳之复

太阳寒水的报复之气是寒气上行。心胃滋生寒气，就会感到胸中不适。寒气郁结在胸膈之间，就会出现心痛痞满。如果寒气逆行于上且伤害心神，就会出现头痛、善悲、眩晕等。寒气滞留在胃中，就会出现胃痛、饮食减少、时时感到胃中寒凉、喜温喜按等症状。寒气束缚太阳经，就会出现腰脊疼痛、屈伸不利。这些病症的发生，都是因为寒邪亢盛伤害心、胃以及太阳经导致的。

如果太阳的报复之气亢盛，则治疗时要"治以咸热，佐以甘辛，以苦坚之"。咸从水化，可以入肾，热可以散寒，咸热之药可以补益肾阳，从而消除寒气的发生之源。甘从土化，可以土克水，辛药能发散寒邪，"肾苦燥，急食辛以润之"。甘辛之药可以行散和中，温肾助阳。寒水属肾，肾不坚则易生寒邪，"肾欲坚，急食苦以坚之"。

附：《医宗金鉴·运气心法要诀·六气胜复歌》

六气胜复歌

邪气有余必有复，胜病将除复病萌，

复已又胜衰乃止，有无微甚若权衡。

时有常位气无必，胜在天三复地终，

主客有胜而无复，主胜客逆客胜从。

【注】六气有胜，则必有复，阴阳循环之道也。胜病将除，复病即萌，邪正进退之机也。胜已而复，复已又胜，本无常数，必待彼此气衰乃止，自然之理也。有胜则复，无胜则否，胜微复微，胜甚复甚，犹权衡之不相过也。然胜复之动时，虽有常位，而气无必也。气无必者，谓应胜之年而无胜也。时有常位者，谓胜之时在前，司天天位主之；自初气以至三气，此为胜之常也。复之时在后，在泉地位主之；自四气以至终气，此为复之常也。所谓六气互相胜复也。若至六气主客，则有胜而无复也。有胜而无复者，以客行天令，时去则已，主守其位，顺承天命也。主胜客，则违天之命，而气化不行，故为逆。客胜主，则上临下奉，而政令乃布，故为从也。

（四）司天、在泉邪气过胜的症状和治疗原则

如果司天或在泉的邪气过胜，从外侵入人体内部的邪气就会产生各种疾病。针对这些疾病的症状，只有确定对应的治疗原则，才能使各种疾病得到较好的治疗。下面按照六气客气的排列顺序分别进行论述。

1. 司天邪气胜出的症状和治疗原则

（1）厥阴司天邪气过胜

已年、亥年厥阴司天。厥阴司天时胜出的邪气是风气过于亢盛，风邪亢盛克伤脾土，就会出现胃脘当心处疼痛，并且牵扯到两胁胀痛，腹部胀满，饮食减少，或食后即吐，大便溏泄，小便不通等。这些病症发生的根本原因都是风邪过于亢盛使其自伤，并伤害脾脏导致的。

厥阴司天过胜的邪气是风邪亢盛，治疗时要"平以辛凉，佐以苦甘，以甘缓之，以酸泻之"。辛药能散肝木郁滞之气，如果用药过于辛散，恐会损害肝木的本气，故用苦药克制辛药以防止行散太过。甘从土化，可以补

益受到伤害的脾土，苦甘药可护气补益，缓解肝气的苦急，而酸药可泻除肝木的邪气。

（2）少阴司天邪气过胜

子年、午年少阴司天。少阴司天时胜出的邪气是热气过于亢盛。君火上炎就会伤害肺金。如果手太阴肺经受到伤害，就会出现心痛，肩部、背部、手臂、缺盆处疼痛，肺胀、气喘、咳嗽，腹部大而胀满等症状。因为肺气行于右侧，所以会出现右胁痞满。肺与大肠相表里，火热之邪伤肺并传至大肠，就会出现大便带血、小便变色等症状。这些病症发生的根本原因都是热邪过于亢盛使其自伤，并伤害肺和大肠导致的。

少阴司天过胜的邪气是热邪亢盛，治疗时要"平以咸寒，佐以苦甘，以酸收之"。咸从水化，可以水制火，寒药可以清热，咸寒药可以平抑火热偏胜之气。苦药泄热，可以泻除火热的邪气，甘从土化，可以防止咸寒的药物对君火克制太过，可作为辅佐之药。而酸药可以收敛火热之邪亢盛而耗伤的真阴之气。

（3）太阴司天邪气过胜

丑年、未年太阴司天。太阴司天时胜出的邪气是湿气过于亢盛。湿邪亢盛就会伤害肾水。如果肾脏受到伤害，就会出现骨头疼痛。阴寒之邪痹阻经络气血，就会出现总是感觉疼痛但用手按压又找不到疼痛之处，并且伴有浮肿等症状。如果足少阴肾经受到伤害，就会出现虽然感觉饥饿但又不愿意进食，咳唾中有血，心中感觉不安宁，像是悬空了一样。肾与膀胱相表里，如果足太阳膀胱经受到伤害，就会出现腰、脊背、颈项、头部疼痛，时常眩晕，大便困难。这些病症发生的根本原因都是湿邪过于亢盛使其自伤，并伤害肾脏导致的。

太阴司天过胜的邪气是湿气亢盛，治疗时要"平以苦热，佐以酸辛，以苦燥之，以淡泄之。湿上甚而热，治以苦温，佐以甘辛，以汗为故而上"。苦药可以燥湿，湿为寒邪，热药能够祛寒，苦热药可以平抑湿寒的偏盛之气。酸药可以收敛气机，防止苦热药对气机耗散太过。辛能散邪，防止水湿黏滞，邪气郁闭不散而导致的湿邪郁滞、气机郁闭，酸辛药可作为辅佐药。苦药能燥湿，淡药可渗泄水湿。如果湿邪亢盛郁结在人体上部并且因郁化热，就要用苦温药燥除湿邪，甘药缓和脾土之虚，辛药发散湿邪，同时用发汗的方法解除湿邪郁闭的气机，使人体恢复到正常的状态。

（4）少阳司天邪气过胜

寅年、申年少阳司天。少阳司天时胜出的邪气是火气过于亢盛。相火亢盛就会使火热之气大为流行。火热之邪亢盛于上伤及肺金，就会出现头痛、发热、恶寒等症状。肺主皮毛，邪气侵害体表，就会出现皮肤疼痛、肤色黄或赤。热邪传入于里，就会出现心烦、胸中热、腹部胀满、总是仰息等症状。肺与大肠相表里，热邪伤害大肠，就会出现泄泻暴注、赤白下痢。这些病症发生的根本原因都是火热之邪过于亢盛使其自伤，并伤害肺和大肠导致的。

少阳司天过胜的邪气是火热之邪亢盛，治疗时要"平以咸冷，佐以苦甘，以酸收之，以苦发之，以酸复之"。咸从水化，可以水制火，冷药可以除热，咸冷药可以平抑火热之邪的偏胜之气。苦药可以泄热，甘药可以防止咸、冷、苦三药对火热克制泻散太过，可作为辅佐之药。同时酸药可收敛火热之邪伤害的真阴之气，苦药可发散泄除沉伏留滞的火热邪气。因为发散、清热、泻火治疗容易伤气，所以要用酸药帮助恢复耗散的气机。

（5）阳明司天邪气过胜

卯年、酉年阳明司天。阳明司天时胜出的邪气是燥气过于亢盛，燥邪亢盛就会伤及肝木，肝气行于左侧，就会出现左胁疼痛。如果足厥阴肝经受到伤害，就会出现心胁突然剧痛、腰部疼痛、不能转侧、男子癞疝痛入、女子少腹疼痛、咽喉发干、面色如有浮尘一样、腹中鸣响、暴注泄泻等症状。这些病症发生的根本原因都是燥邪过于亢盛使其自伤，并伤害肝脏导致的。

阳明司天过胜的邪气是燥邪亢盛，治疗时要"平以苦温，佐以酸辛，以苦下之"。苦从火化，可以火制金。金性清凉，温可以散除清凉之邪。苦温药可以平抑燥邪的偏胜之气。佐以酸辛，是因为"肺欲收，用酸补之，辛泻之"。同时，苦药还可以降泻肺气上逆的邪气，以苦下之。

（6）太阳司天邪气过胜

辰年、戌年太阳司天。太阳司天时胜出的邪气是寒气过于亢盛。寒邪亢盛就会伤害心火。如果心脏受到伤害，就会出现心中悸动不安、善悲伤等症状。厥气上逆，就会出现心痛、时常眩晕、容易仆倒。如果手厥阴心包经受到伤害，就会出现手热、前臂和肘部痉挛抽掣、腋下肿大、胸胁和胃脘不适、面赤目黄、咽喉干燥、总是噫气等。这些病症发生的根本原因都是寒邪过于亢盛使其自伤，并伤害心脏导致的。

太阳司天过胜的邪气是寒邪亢盛，治疗时要"平以辛热，佐以甘苦，以咸泻之"。辛药能发散寒邪，热药可以消除寒邪，辛热药可以平抑寒邪的偏胜之气。甘从土化，可以土制水。苦从火化，可以火制寒。甘苦药可辅佐辛热药共同克制寒邪的亢盛。而咸药可以泻除寒水的邪气，因为"肾欲坚，用咸泻之"。

2. 在泉邪气胜出的症状和治疗原则

（1）厥阴在泉邪气过胜

寅年、申年厥阴在泉。厥阴在泉时胜出的邪气是木邪过于亢盛。木邪亢盛克伤脾土，如果足厥阴肝经受到伤害，就会出现心痛、周身胀满、两胁拘急不适等。木克土，如果足太阴脾经受到伤害，就会出现饮食减少、咽膈不适、食后即吐，胃和腹部胀满、矢气或大便后减轻，全身软懒乏力等。这些病症发生的根本原因都是木邪过于亢盛使其自伤，并伤害脾脏导致的。

厥阴在泉过胜的邪气是木邪亢盛，治疗时要"治以辛凉，佐以苦，以甘缓之，以辛散之"。辛从金化，可以金克木。木郁化热，凉药可以消散肝郁所化之热。苦从火化，可以火制辛金，防止辛散过度而损伤气机。肝木性急，甘药可缓除肝的苦急。辛性发散，可发散郁结的肝气。

（2）少阴在泉邪气过胜

卯年、酉年少阴在泉。少阴在泉时胜出的邪气是热邪过于亢盛。君火旺盛于上，就会使气逆上冲胸脘，火热之邪克伤肺金，就会出现气喘、不能久立、恶寒发热、皮肤疼痛等。肺与大肠相表里，热邪伤害手阳明大肠经，就会出现牙痛、颈项肿大等症状。热邪伤害下焦，就会出现腹部胀大、少腹疼痛。这些病症发生的根本原因都是热邪亢盛使其自伤，并伤害肺、大肠和三焦导致的。

少阴在泉过胜的邪气是热邪亢盛，治疗时要"治以咸寒，佐以甘苦，以酸收之，以苦发之"。咸从水化，可以水克火，寒药可以制热，咸寒药可以克制热邪的亢盛之势。甘从土化，可以土制水，防止咸寒药作用太过而伤害正气。苦能泻火，可以清泄火热的邪实之气，甘苦药可辅佐咸寒药物更好地清除热邪。热气亢盛就会使气机涣散不收，酸性收敛，可收敛涣散的气机。苦药又有发散的功用，可发散热邪内郁在里而无法消除的邪气。

（3）太阴在泉邪气过胜

辰年、戌年太阴在泉。太阴在泉时胜出的邪气是土邪过于亢盛。土湿之邪伤害心火，就会出现饮邪积聚、心痛。土邪克伤肾水，肾受伤害就会出现少腹肿痛、尿少、尿血、便血等症状。肾与膀胱相表里，如果足太阳膀胱经受到伤害，就会使邪气上冲而造成头痛，痛得眼睛像要脱出来一样，颈项僵硬，活动困难，腰部疼痛，好像要折断一样，髋部不能转动，膝关节腘窝处像是凝固住了一样，小腿僵硬等。这些病症发生的根本原因都是土邪过于亢盛使其自伤，并伤害心、肾和膀胱经导致的。

太阴在泉过胜的邪气是土邪亢盛，治疗时要"治以苦热，佐以酸淡，以苦燥之，以淡泄之"。苦从火化，既可以燥除湿邪，又可以与热药相合消除寒湿之邪。酸从木化，可以木克土，淡药可以渗利水湿。酸淡药可辅佐苦热药制土渗湿。

（4）少阳在泉邪气过胜

巳年、亥年少阳在泉。少阳在泉时胜出的邪气是火邪过于亢盛。火热之邪留注下焦，就会出现少腹疼痛、小便色黄赤，甚至便血等。其余症状和少阴在泉相同。

少阳在泉过胜的邪气是火邪亢盛，治疗时要"治以咸冷，佐以苦辛，以酸收之，以苦发之"。咸从水化，可以水克火，冷药可以消除热邪，咸冷药可以祛除火热亢盛的邪气。苦药可以泻火，辛药可以散热，苦辛药可以辅佐咸冷药共同消散火热邪气。火热邪气容易耗散气机，酸药可以收敛被耗散的真阴之气，同时苦药又能发散郁闭在内的热邪。

（5）阳明在泉邪气过胜

子年、午年阳明在泉。阳明在泉时胜出的邪气是金邪过于亢盛。金克木，金邪过胜就会克伤肝木，肝脏受到伤害就会出现呕吐、咽干、面色如有尘土一样等。肝与胆相表里，如果足少阳胆经受到伤害，就会出现经常叹气、呕吐苦水、心与两胁疼痛、不能转身、全身肌肤干枯而不润泽、足外侧自觉发热等。这些病症发生的根本原因都是金邪过于亢盛使其自伤，并伤害肝和胆导致的。

阳明在泉过胜的邪气是金邪亢盛，治疗时要"治以苦温，佐以甘辛，以苦下之"。苦从火化，可以火制金。温药可以散除金的清凉之气。金邪过胜就会克伤肝木，甘药可以缓散肝木的苦急，辛药可以宣通肺金之气，甘辛药可辅佐苦温药共同宣肺疏肝。同时，苦药可以泄除燥金之邪的郁结不通、邪实郁结在内而上逆的邪气。

（6）太阳在泉邪气过胜

丑年、未年太阳在泉。太阳在泉时胜出的邪气是水邪过于亢盛。水邪过胜就会自伤，肾脏受到伤害就会出现少腹疼痛，可牵涉至睾丸等症状。肾与膀胱相表里，足太阳膀胱经受到伤害就会出现腰背、脊柱疼痛。寒邪逆而上冲，就会出现心脘疼痛。寒邪外束，火郁于内，就会出现咽喉疼痛、颔部肿大。这些病症发生的根本原因都是水邪过于亢盛使其自伤，并伤害肾和膀胱经导致的。

太阳在泉时过胜的邪气是水邪亢盛，治疗时要"治以甘热，佐以苦辛，以咸泻之，以辛润之，以苦坚之"。甘从土化，可以土制水，热药可以散寒。甘热药可以克制水邪过于亢盛所生的寒邪之气。苦从火化，可以火制寒，辛药可以发散郁闭的寒邪，苦辛药可辅佐甘热药物共同治疗寒邪。辛能行气活血，"肾苦燥，急食辛以润之"。咸从水化，可以软坚散结泻下，泻除寒水亢盛的邪气。苦可以泻火保阴补肾，"肾欲坚，急食苦以坚之，用苦补之，咸泻之"。

（五）司天、在泉不足被邪气反胜的症状和治疗原则

邪气反胜是指司天或在泉之气因为虚衰不足，气趁虚为邪反而胜出，并伤害司天或在泉之气。在六气轮转运行时，司天主天，在泉主地，它们所主的是天地的正气。而间气只是间隔之气，它们只是间隔了司天或在泉，司天的间气归属于司天，在泉的间气归属于在泉。如果司天或在泉的本气虚衰不足，反被间隔之气克制，因为间隔之气归属于主气，所以不论是司天的间气胜出了司天，还是在泉的间气胜出了在泉，都是属于以下犯上、以邪胜正，故把它们称为邪气反胜。

1. 司天不足被邪气反胜的症状和治疗原则

（1）巳年、亥年厥阴司天

厥阴司天时风木之气不及虚衰，清金之气就会克制风木反而胜出乘之，治疗时要"治以酸温，佐以甘苦"。酸从木化，可以补益肝木的虚衰，同时

收敛耗散的肝气。温药可以消散金的清凉之气。苦从火化，可以火制金，同时又可以助温药散除寒凉。甘药可以缓肝木之急。甘苦药可辅佐酸温药共同克制金邪的亢盛，补益肝木。

（2）子年、午年少阴司天

少阴司天时君火之气不及虚衰，寒水之气就会克制君火反而胜出乘之，治疗时要"治以甘温，佐以苦酸辛"。甘从土化，可以土制水。温药可以散除寒水的寒气。苦从火化，可以帮助温药共同散除寒邪，辛药可以散除寒邪。寒水克火就会使心气涣散不收，而酸药可以收敛涣散的气机，因为"心苦缓，急食酸以收之"。苦、酸、辛之药可辅佐甘温药共同消散寒邪，补益心气。

（3）丑年、未年太阴司天

太阴司天时湿土之气不及虚衰，热气就会克制湿气反而胜出乘之，治疗时要"治以苦寒，佐以苦酸"。苦寒药可以清散热气。热邪耗散气机，在苦药清热的同时，用酸药既可以清热又可以收敛耗散之气。苦酸药可辅佐苦寒药共同清热，收敛护气。

（4）寅年、申年少阳司天

少阳司天时相火之气不及虚衰，寒水之气就会克制相火反而胜出乘之，治疗时要"治以甘热，佐以苦辛"。甘从土化，可以土制水。热药可以消散寒水的寒气，苦从火化，可以克制寒邪，而辛能散除寒邪。苦辛药可辅佐甘热药共同克制寒水的亢盛之气。

（5）卯年、酉年阳明司天

阳明司天时燥金之气不及虚衰，热气就会克制燥金反而胜出乘之，治疗时要"治以辛寒，佐以苦甘"。辛药能散热，寒药能清热，苦药能泄热，甘药能缓急。辛、寒、苦、甘之药同用，可以共同消除热邪的亢盛之气。

（6）辰年、戌年太阳司天

太阳司天时寒水之气不及虚衰，热气就会克制寒气反而胜出乘之，治疗时要"治以咸冷，佐以苦辛"。咸从水化，可以水制火，冷药可以清热，咸冷药可以克制亢盛的热邪。苦药泻火，辛药散热，苦辛药可辅佐咸冷药共同清热泻火。

2. 在泉不足被邪气反胜的症状和治疗原则

（1）寅年、申年厥阴在泉

厥阴在泉时风木之气不及虚衰，金的清凉之气就会克制风木反而胜出乘之，治疗时要"治以酸温，佐以苦甘，以辛平之"。酸从木化，可以补益肝木，温药可以消散金的清凉之气。苦从火化，可以火制金，甘药可以缓肝木的苦急。苦甘药可辅佐酸温药共同补肝制金。辛药既可以补肝，又可以泻肺，从而平衡它们之间的盛衰失常之气。

（2）卯年、酉年少阴在泉

少阴在泉时君火之气不及虚衰，水的寒气就会克制君火反而胜出乘之，治疗时要"治以甘热，佐以苦辛，以咸平之"。甘从土化，可以土制水，热药可以散除水的寒气。苦药可以温寒，辛药可以散寒，苦辛药可辅佐甘热药共同温寒散寒。咸药既可以补益心火之热，又可以泻肾水之寒，从而平衡它们之间的盛衰失常之气。

（3）辰年、戌年太阴在泉

太阴在泉时土湿之气不及虚衰，火的热气就会克制土湿反而胜出乘之，治疗时要"治以苦冷，佐以咸甘，以苦平之"。苦药能泻火，冷药能制热，苦冷药可以消除火热之邪。咸从水化，可以水制火。甘从土化，可以补益脾土。咸甘药可辅佐苦冷药共同制火补土。苦药既可以补益肾水使其以水克火，又可以泻除脾土虚衰导致的郁滞之气，从而平衡它们之间的盛衰失常之气。

（4）巳年、亥年少阳在泉

少阳在泉时相火的火气不及虚衰，水的寒气就会克制相火反而胜出乘之，治疗时要"治以甘热，佐以苦辛，以咸平之"。甘从土化，可以土制水，热药可以除寒。苦药温寒，辛药散寒。苦辛药可辅佐甘热药共同散除寒邪。咸药既可以补益心火，又可以泻除肾水，从而平衡它们之间的盛衰失常之气。

（5）子年、午年阳明在泉

阳明在泉时金燥之气不及虚衰，火的热气就会克制金燥反而胜出来乘之，治疗时要"治以平寒，佐以苦甘，以酸平之，以和为利。"阳明燥金在泉时虽然气不及虚衰，但由于金的本性清凉，如果用大寒的药物制火，就会使金的清凉本气旺盛，可能会伤及人体的阳气，所以治疗时要选用平寒的药物，这样既可以清除热气，又不会伤及人体的阳气。苦甘药可以泻火，辅佐平寒药共同泻除火热之气。酸药既可以补益肺金，又可以收敛因火热之邪过亢所耗散的气机，从而平衡它们的盛衰失常之气。但注意使用所有的药物都要以平和为适宜，以防止用药过于寒凉伤及人体的阳气。

（6）丑年、未年太阳在泉

太阳在泉时水的寒气不及虚衰，火的热气就会克制寒水反而胜出乘之，治疗时要"治以咸冷，佐以甘辛，以苦平之"。咸从水化，可以水克火，冷药可以清热，咸冷药可以清除火热之气。甘药能泻火，辛药能散热，甘辛药可辅佐咸冷药共同清热泻火。苦药既可以补益肾水，又可以清热泻火，从而平衡它们的盛衰失常之气。

在以上所有的治疗方法中，所选用的治疗药物，都是要泻除客邪导致的胜出之气；所选用的辅佐药物，都是要顺应资助虚衰之气克制胜出之气；所选用平药，都是通过泻其有余、补其已衰的方法平衡虚衰之气与胜出之气之间的气机偏差，从而达到阴阳平和的目的。

（六）六气治疗时补泻先后的原则

六气在往复轮转运动中，每一年的主岁之气都是变幻无常的，所以它们在补泻治疗时选用的药味，也是有不同先后顺序的。司天在上，在泉在下，它们各有所主。治疗时什么时候应该泻？什么时候应该补？一定要随气机的强弱变化正确选用。因此，考虑并选用适宜的药物是治疗的关键点，左右间气的治疗方法也是相同的，只是有司天的间气随同司天、在泉的间气随同在泉的不同。

"厥阴之主，先酸后辛"。厥阴风木所主之岁，先用酸药，后用辛药，用"酸泻之，辛补之。"

"少阴之主，先甘后咸"。少阴君火所主之岁，先用甘药，后用咸药，用"甘泻之，咸补之"。

"太阴之主，先苦后甘"。太阴湿土所主之岁，先用苦药，后用甘药。用"苦泻之，甘补之"。

"少阳之主，先甘后咸"。少阳相火所主之岁，先用甘药，后用咸药。用"甘泻之，咸补之"。

"阳明之主，先辛后酸"。阳明燥金所主之岁，先用辛药，后用酸药。用"辛泻之，酸补之"。

"太阳之主，先咸后苦"。太阳寒水所主之岁，先用咸药，后用苦药。用"咸泻之，苦补之"。

为什么这样选择使用药物呢？因为六气轮环往复，气初到来时，它的气机一定是旺盛的，所以此时治疗一定要先泻除其有余之气。而当稍后六气又要轮转，气机就会变弱，所以此时治疗就要补益其不足之气，同时再用辅佐对其有利的药物资助其生化之机，从而使六气平和无病。

这里所选用的补的方法，包括温养、补益、滋润、收敛等；所选用的泻的方法，包括泻下、劫夺、攻泄、透发、疏散等。总之，所主之岁无论是司天还是在泉，当主岁之初时邪气过胜，则治疗先要泻除其过胜的邪气。而当主岁的中期或稍后，主岁将要转换的时候，气就会不足，则治疗要补益不足的正气。这些就是六气主岁时补泻治疗的基本原则。

附：1.《医宗金鉴·运气心法要诀·运气为病歌》

运气为病歌

五运六气之为病，名异情同气质分，

今将二病归为一，免使医工枉费心。

【注】五运六气之为病，虽其名有木、火、土、金、水、风、火、湿、燥、寒之异，而其实为病之情状则同也。今将木运之病、风气之病，火运之病、暑气之病，土运之病、湿气之病，金运之病、燥气之病，水运之病、寒气之病，总归为一病。不使初学医工，枉费心思而不得其头绪也。

诸风掉眩属肝木，诸暴强直风所因，

支痛软戾难转侧，里急筋缩两胁疼。

【注】在天为风，在地为木，在人为肝，在体为筋。风气通于肝，故诸风为病，皆属于肝木也。掉，摇动也，眩，昏晕也。风主动旋，故病则头身摇动目昏眩晕也。暴，卒也，强直，筋病，强急不柔也。风性劲急，风入于筋，故病则卒然筋急强直也。其四肢拘急疼痛，筋软短缩，乖戾失常，难于转侧，里急胁痛，亦皆风伤其筋，转入里病也。

诸痛痒疮属心火，诸热昏瞀躁谵狂，

暴注下迫呕酸苦，膺背彻痛血家殃。

【注】在天为热，在地为火，在人为心，在体为脉。热气通于心，故诸火痛痒疮之病，皆属于心火也。热微则燥，皮作痒。热甚则灼，肤作痛。热入经脉与血凝结，浅则为痈，深则为疽，更深入之，则伤脏腑。心藏神，热乘于心，则神不明，故昏冒不省人事也。心主言，热乘于心，则神不辨，故喑而不能言，或妄言而谵语也。火主动，热乘于身，则身动而不宁，故身躁扰，动甚则发狂也。暴注者，卒暴水泻，火与水为病也。下迫者，后重里急，火与气为病也。呕吐酸苦，火病胃也。膺背彻痛，火伤胸也。血家殃者，热入于脉，则血满腾，不上溢则下泻，而为一切失血之病也。

诸湿肿满属脾土，霍乱积饮痞闭疼，

食少体重肢不举，腹满肠鸣飨泄频。

【注】在天为湿，在地为土，在人为脾，在体为肉。湿气通于脾，故诸湿为病，皆属于脾土也。湿蓄内外，故肉肿腹满也。饮乱于中，故病霍乱也。脾失健运，故病积饮也。脾气凝结，故病痞硬、便闭而痛也。脾主化谷，病则食少也。脾主肌肉，湿胜故身重也。脾主四肢，四肢不举，亦由湿使然也。脾主腹，湿淫腹疾，故腹满、肠鸣、飨泄也。

诸气膹郁痿肺金，喘咳痰血气逆生，

诸燥涩枯涸干劲，皱揭皮肤肩臂疼。

【注】在天为燥，在地为金，在人为肺，在体为皮。燥气通于肺，故诸燥气为病，皆属于肺金也。郁，谓气逆胸满，郁不舒也。痿，谓肺痿咳嗽，唾浊痰涎不已也。喘咳气逆、唾痰涎血，皆肺病也。凡涩枯涸干劲，皆燥之化也。干劲似乎强直，皆筋劲病也。故卒然者，多风入而筋劲也。久之者，多枯燥而筋劲也。皱，肤皱涩也。揭，皮揭起也，此燥之病乎外也。臂痛肩痛也，亦燥之病于经也。

诸寒收引属肾水，吐下腥秽彻清寒，

厥逆禁固骨节痛，癥瘕疝疝腹急坚。

【注】在天为寒，在地为水，在人为肾，在体为骨。寒气通于肾，故诸寒气为病，皆属于肾水也。收，敛也，引，急也。肾属水，其化寒，敛缩拘急，寒之化也。热之化，吐下酸苦，故寒之化，吐下腥秽也。热之化，水液混浊，故寒之化，澄彻清冷也。厥逆，四肢冷也。禁固，收引坚劲。寒伤于外，则骨节痛也。寒伤于内，则瘕、疝、腹急坚痛也。

2.《医宗金鉴·运气心法要诀·运气当审常变歌》

运气当审常变歌

未达天道之常变，反谓气运不相应，

既识一定之常理，再审不定变化情，

任尔百千杂合病，要在天时地化中，

知其要者一言毕，不得其旨散无穷。

【注】近世医者，皆谓五运六气与岁不应，置而不习，是未达天道之常变也。时之常者，如春温、夏热、秋凉、冬寒也。日之常者，早凉、午热、暮温、夜寒也。时之变者，春不温、夏不热、暑不蒸、秋不凉、冬不寒也。日之变者，早温、午寒、暮凉、夜热也。但学医者，欲达常变之道，当先识一定主客之理，次审不定变化卒然之情，然后知百千杂合之气为病，俱莫能逃天时地化之理也。虽或有不应，亦当审察与天时何时、地化何化、人病何病相同，即同彼时、彼化、彼病而施治之，乃无差谬。此知其要者，一言而终也。为医者可不于运气中一加意耶？

第四章　与运气有关的图和图解

十七、《河图》生数、成数

在《黄帝内经》很多的篇章中都有数字的出现，与这些数字所关联的就是《河图》和《洛书》，其中和生数、成数相关联的是《河图》（见图 49）。

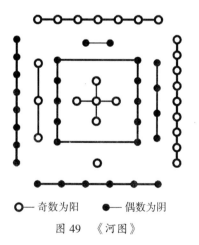

○— 奇数为阳　　●— 偶数为阴

图 49　《河图》

《河图》的排列顺序是：天一生水，地六成之；地二生火，天七成之；天三生木，地八成之；地四生金，天九成之；天五生土，地十成之（见图50）。

《河图》的排列顺序为什么是"天一生水"呢，又为什么要以水作为起始呢？因为这是把方位和阴阳的关系相合之后而产生的。在地支中，子是阴阳交合转换后一阳初生的时候，同时子又属水，所以一阳起于水，这样就把水称为一，而阳属天，所以天一生水。午是阴

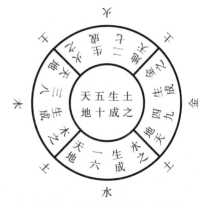

图50　《河图》生数、成数

阳交合转换后一阴初生的时候，同时午又属火，所以二是阴的初起之数，这样就把火称为二，而阴属地，所以地二生火。木所主的是东方的春时，东方属阳，所以三是东方的木数，这样就把木称为三，而木为阳属天，所以天三生本。金所主的是西方的秋时，西方属阴，所以四是西方的金数，这样就把金称为四，而金为阴属地，所以地四生金。土所主的是中宫，它位在中宫而统领四维，中央属阳，所以五是中央的土数，这样就把土称为五，而土为阳属天，所以天五生土。这里所说的都是五行的生数，生数所主的是万物出生开始时所具有的先天属性。但是天地是相交的，阳要有偶，阴要有配，否则"阳无偶，阴无配，未得相成"。天地阴阳相配相合，就形成了一生一成的两个数，即一阳生而六阴成，二阴生而七阴成，三阳生而八阴成，四阴生而九阳成，五阳生而十阴成。这样就形成了阴阳相交、互依互存的对应关系，而成数代表着万物事情状况已然形成的时候。《河图》中的单数阳数和双数阴数相互组成，以此表示世间万物都是由阴阳所化而合成的，或是天生而地成，或是地生而天成。生数在内，表示在初始的时候而应该生的，都是由此出生。成数附随在外，表示事物的本体应该已成的，都是由此而成。这样就明确显示了五行生数和成数相互的组合，在它们开始的时候就已经有了阴阳相交、水火既济的生机，这种阴阳互根、阴阳同源的机制生生不息，形成了一个一阴一阳的生成之道，这就是天地自然的道理。

在《河图》中罗列了五行的先后次序，同时又明确区分了五行的阴阳，故五行所对应的数一定会有盛衰。《素问·六元正纪大论》中说："曰：太

过不及，其数如何？曰：太过者其数成，不及者其数生，土常以生也。太过者暴，不及者徐，暴者为病甚，徐者为病持。"气运的太过和不及是怎么样和数字相互对应的呢？如果是太过，它所对应的数就是成数，如果是不及，它所对应的数就是生数，而土常用生数来表达，如果逢遇成数，即气运太过，气运太过的时候如果生病，则病情发作急剧，病情伤及人体大多会很严重。如果是逢遇生数，那就是气运不及，气运不及的时候如果生病，则病情发作徐缓，病情伤及人体大多会持续时间长久。在甲、丙、戊、庚、壬这五个太过之年，它们的数都对应在成数上，在乙、丁、己、辛、癸这五个不及之年，它们的数都对应在生数上。由于土位居在中间而兼顾水、火、木、金四方之气，所以土五之数常应于中。《河图》中虽然有地十成之的称谓，但是土、地同气，所以土不用等到数至十的时候就已然形成了。

《素问·金匮真言论》中有"东方青色，入通于肝，……其音角，其数八""南方赤色，入通于心，……其音徵，其数七""中央黄色，入通于脾，……其音宫，其数五""西方白色，入通于肺，……其音商，其数九""北方黑色，入通于肾，……其音羽，其数六"的记载。这就是说，木见于东方青色，这时正是春气当令，草木生长，它和人体的肝相对应，它在五音中是角，在五行的生数成数中是成数八。火见于南方赤色，这时正是夏气当令，天气炎热，它和人体的心相对应，它在五音中是徵，在五行的生数成数中是成数七。土见于中央黄色，这时正是长夏当令，天气暑湿，它和人体的脾相对应，它在五音中是宫，在五行的生数成数中是生数五。金见于西方白色，这时正是秋气当令，万物肃杀，它和人体的肺相对应，它在五音中是商，在五行的生数成数中是成数九。水见于北方黑色，这时正是冬气当令，天气寒冷，它和人体的肾相对应，它在五音中是羽，在五行的生数成数中是成数六。这里除了土以外所用的数都是成数，因为一年五季的本体已然形成，而成数就是现象完成的数。土之所以是生数，是因为土是五行生数之祖，它"居中央而寄位于四维"，水、火、木、金都以土为中心，所有的四时气候变化都离不开土的地面之上。

《素问·六元正纪大论》中说："甲子、甲午岁，上少阴火，中太宫土运，下阳明金，热化二，雨化五，燥化四……乙丑，乙未岁，上太阴土，中少商金运。下太阳水，……湿化五，清化四，寒化六。"其中"热"就是五行中的火，二是火的生数。"雨"和"湿"就是五行中的土，五是土的生数。"燥"和"清"就是五行中的金,四是金的生数。"寒"就是五行中的水,六是水的成数。这里所说的生数都代表着气运的不及虚度,所以说"生是不足"。这里所说的成数都代表着气运的太过有余,所以说"成是太过",其余的几十年和这些都是相同的,前面已经推演过,这里就不再重复论述了。

古人通过观察生数、成数来寻求气运,是因为用这些数字可以占卜气化的盛衰,向人们显示阴阳的相反相成、互根互藏互用的道理。由于它们所显示的天地合化、阴阳合德而生成的五行分列于各方,人们可以先于岁年推定气运的太过或不及,所以被认为是关乎人类生存之道的重要问题。在学习和临床诊查治疗疾病时,一定不要忽视它,尽量运用这些学术思维提高医疗水平。

十八、《洛书》九宫、八卦

在《黄帝内经》论述气运的篇幅中,另一个与数字相互关联的是《洛书》九宫位。如果要论述清楚九宫为什么会是这样的排列组合,它们为什么会这样与五行相互关联,它们与八卦的各个卦位的关系是什么,它们各自又代表了什么等问题,就要将先天八卦、后天八卦、《洛书》九宫综合在一起来进行论述。

先天八卦,也叫作太极八卦,是从太极一步步演化而来的。无极而太极,"极"的原意是极限、边界,"太"的意思是非常大。太极虽然可以无限大,但是它毕竟是有边界的。太极生两仪,在这个有了边界的太极圈里产生了阳和阴这两个对立又互根的现象,古人把这样阴阳的相合称为两仪,也就是有了一定准则的两种现象。两仪生四象,两仪阴阳中分线的扭转变化产生了四种阴阳现象,这就是纯阳,也就是老阳;阳极生阴的阳阴相交,也就是少阴;阴极生阳的阴阳相交,也就是少阳;纯阴,也就是老阴。在这个太极四象之中,火为老阳,金为少阴,木为少阳,水为老阴。这样就形成了阴阳相互交合的初步形态。四象生八卦,由四再次二分,就产生了八个卦象,这八个卦象一阳一阴相互组合,显示了阴阳相合、互根互生的先天自然规律。这八个卦位与五行相合后就形成了"乾金、兑金、离火、震木、巽木、坎水、艮土、坤土"这样一阴一阳的五行组合(见

简明五运六气

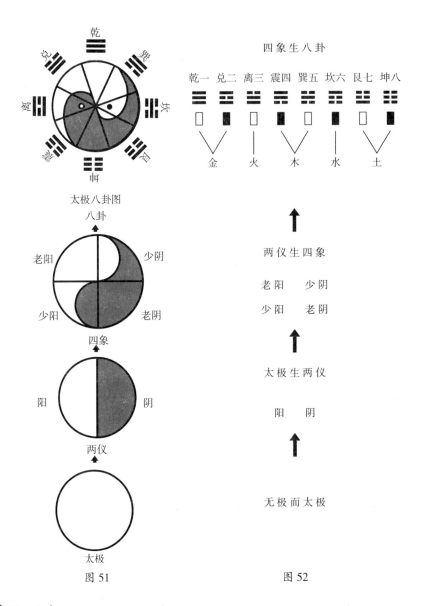

四象生八卦

乾一　兑二　离三　震四　巽五　坎六　艮七　坤八

金　　火　　木　　水　　土

两仪生四象

老阳　少阴
少阳　老阴

太极生两仪

阳　　阴

无极而太极

太极八卦图

八卦

老阳　　　　少阴
少阳　　　　老阴
四象

阳　　　　阴
两仪

太极

图 51　　　　　　　　　　　　图 52

图 51、52)。

但是为什么又产生了位置完全不同的后天八卦呢？这是因为先天八卦只阐述了阴阳转换的初始规律，这并不能说清楚天地阴阳的自然法则。因为乾☰阳在上，坤☷阴在下，自然的法则是阳在上应该可以下降，阴在下应该可以上升，但是乾☰坤☷二卦是纯阳纯阴，这样就使阴阳无法相交，阴阳不能相交就无法孕育万物，所以后天八卦改变了这样的排列组合，将离☲火位于正南，显示了阳中有阴；将坎☵水位于正北，显示了阴中有

阳，而震 ☳ 在正东，兑 ☱ 在正西，它们都是
阴阳互根互用相合而成的，从而构成了八卦
的四个正位。同时乾在西北、艮在西南、巽
在东南、坤在西南又构成了八卦的四隅之位。
这八个位置构成了后天八卦的八个方位，这
时它们各自的数字是：乾一、兑二、离三、
震四、巽五、坎六、艮七、坤八。后天八卦
的位置和它们所代表的各种信息可以和《洛
书》的九宫相合在一起（见图 53）。

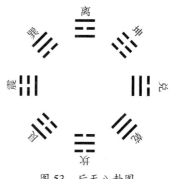

图 53　后天八卦图

《洛书》的排列顺序是：上九下一，左三右七，二四为肩，六八为足，五
居中央。古人由此又用它分画出了九宫格位。但是它和八卦相合在一起的时
候，会出现一个问题，即八卦的卦位有
八个，而《洛书》九宫有九个格位。因
此，在九宫中它们之间的关系发生了新
的变化，即在九宫中增加了一个中宫的
土位。同时它们所附属的数字也发生了
变化，即原来巽木是五，而现在五却是
中宫的土位。这也就是说，后天八卦的
八个卦位的位置没有变化，但是它们所
附属的数字却有一些变化（见图 54）。

巽 四	离 九	坤 二
震 三	中 五	兑 七
艮 八	坎 一	乾 六

图 54　《洛书》九宫与后天八卦方位图

当八卦与《洛书》九宫相合之后，就形成了这样的数字组合：坎一、
坤二、震三、巽四、中五、乾六、兑七、艮
八、离九。这样的排列之后，八卦就和九宫完
全联合在一起了，这时八个卦位的五行属性没
有改变，同时又增加了八个方位的意义，而五
没有卦位，它居于中宫而寄旺在八个方位。

在《洛书》中，一、九相对位居于南、
北；三、七相对位居于东、西；二、四相对位
居于西南、东南；六、八相对位居于东北、西
北；五则独自居中。在这里一、三、五、七、
九为奇数，奇数是阳数。二、四、六、八为偶

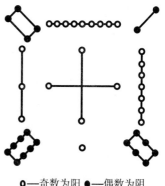

○─奇数为阳　●─偶数为阴

图 55　《洛书》

数，偶数是阴数。阳数为主，为正，位居于南、北、东、西四个正位，代表天气。阴数为辅，为隅，位居于东南、西南、东北、西北四隅，代表地气。而五位居于一、三、七、九之间，其本意就是土气位于中宫而寄旺于四方的意思（见图55）。

在《洛书》九宫中的任何一个方向，无论是纵线、横线，还对角斜线，各个方向的数字相加之后都是十五，这是因为中宫是五，而两极相加一定是十（见图56）。古人认为"五日谓之候，三候谓之气"。十五日是一气，而一气是由三个五日也就是三候相加而成，这三候就如同是天、地、人，中宫的

4	9	2
3	5	7
8	1	6

图56　九宫图

五和天地两极相交，而这两极就是天地阴阳的关系。所以中央的五加上天地阴阳之气就形成了一个节气也就是一候。前面在论述五运六气中所逢遇的宫数，就是中央宫和四正宫各宫的数字。这些数字都是阳数，代表五方的正位，也代表天气，而气运所造成的灾害就是天气的灾害。

《素问·六元正纪大论》中有"乙丑、乙未岁，上太阴土，中少商金运，下太阳水，……灾七宫""丁卯，丁酉岁，上阳明金，中少角木运，下少阴火……灾三宫"的记载。其中"七宫"是西方兑金宫，"三宫"是东方震木宫。这些前面已经推演过，这里就不重复论述了。

在使用推演方法进行推算的时候，一定要注意虽然在《黄帝内经》中只提到了宫位的数字，但是这个数字包括它在五行、五脏、五方、五季等等的信息，临床使用时一定要全面观察，将各种信息综合在一起进行分析辨别，这样对临床确定治疗原则有很大的帮助。

将《河图》《洛书》与八卦综合一起来看，《河图》和先天八卦相合相同，论述的都是天地之象，是阴阳合德而生成了五行，是天地合化。《河图》和先天八卦卦象的相同之处是，它们都是在论述天与地的阴阳互交的各种变化。《洛书》和后天八卦相合相同，它们平列在九位，并且以此完成自己的各种变化，它们可以相互交合、互为推移。它以中心象征太极的本位，其余八个卦位分列围绕在八方，以这种方式完成了一个阴阳互根互生的循环之道。由此可以看出，《河图》的数是以生数、成数区分阴阳的顺逆，它以土五守护着中位，以水、火、木、金四行位立于四极，以此说明阴阳相互

对待的体象。《洛书》的数讲的是中心和四正四隅八个方位依照时间的次序在不断循环，以此说明天地阴阳是在不停变化的，是循环轮转、往复不停的，这是天地运行流动变化的作用，这种循环往复是无穷无尽的。《河图》和《洛书》二者相合，就完成了天地生成的终始道理。

在学习这些知识时，要将理论知识融入到临床诊查治疗中，将天地阴阳的各种变化提前了解、汇总并且加入诊查治疗中，就可以达到不治已病治未病的效果，从而有助于提高诊查治疗疾病的水平。

十九、天干掌、地支掌、六气掌

1. 天干掌

（1）天干掌的推算方法以及各天干年的位置

左手仰掌，拇指内收屈曲，以拇指指端点压在所需要的部位上。十个天干所在的位置是：甲位于第四指掌指关节横纹处；乙位于中指掌指关节横纹处；丙位于示指掌指关节横纹处；丁位于示指近节与中节之间的横纹处；戊位于示指中节与远端的横纹处；己位于示指的指腹处；庚位于中指的指腹处；辛位于第四指的指腹处；壬位于第四指远端与中节的横纹处；癸位于第四指中节与近节的横纹处（见图57、表34）。

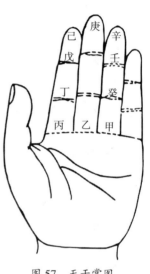

图 57 天干掌图

表 34 与天干掌相互关联表

十个天干	甲	乙	丙	丁	戊	己	庚	辛	壬	癸
所属太少	太	少	太	少	太	少	太	少	太	少
所属五音	宫	商	羽	角	徵	宫	商	羽	角	徵
所属五行	土	金	水	木	火	土	金	水	木	火
所属公元年的尾数	4	5	6	7	8	9	0	1	2	3

（2）推演方法

天干的推演需要知道所生之年是在哪一年。现在人们都是使用公元年

（阳历年），所以最容易知道的是所生之年的阳历公元年是哪一年，下面就以公元年的尾数开始进行推演。假定一个人的生日是 1985 年，那么他所属年的最后 1 位尾数是 5，于是可以从这里开始推演。左手仰掌，拇指对掌屈曲，以拇指指端点压在第四指的掌指关节横纹处，这里是天干的甲年，称为起运定甲。甲所属公元年的尾数是 4，所以拇指指端向左滑动点压在中指掌指关节横纹处，这里是乙年，乙年所属公元年的尾数是 5，也就是所查之年。从此处向下推演，乙年的太少所属是少，五音所属是商，五行所属是金。用这样的推算方法就可以知道，乙年是少商金运之年，少商是金运不及之年，"岁金不及，炎火乃行"，不及之年会有胜气和复气，炎火是不及的金运的胜气，胜气太过就会有复气来临，寒水是阳火的复气。因此，在这一年要关注火和金的互扰，也就是要关注心和肺的病变。上半年胜气旺容易出现心动过速而胸闷气喘。下半年复气盛要关注寒邪犯肺的咳喘以及痰涎壅盛。在这一年出生的人要关注肺气不足的表现，最常见的是心肺功能弱，最容易发生的症状是咳嗽气喘，活动强度较大时会胸闷而喘息不足，过度劳累后会感觉胸闷憋气，仰息，甚至不能平卧。

我们通过这些信息就可以推算出 1985 年的中运、主运、客运。中运是少商金运不及，那主运是什么呢？推演主运寻其母，生少商的是太宫，生太宫的是少徵，生少徵的是太角，故主运起自太角，而客运是以中运作为初运，并由此循其子推演，中运少商生太羽，二运太羽生少角，三运少角生太徵，四运太徵生少宫而终于五运少宫（见表 35）。

表 35　1985 年的主运与客运

主运	太角	少徵	太宫	少商	太羽
客运	少商	太羽	少角	太徵	少宫

从这样的排列可以清楚知道，1985 年的主运和客运是怎么样排列的，也就可以从主运、客运在每一运相对时是否相克而知道当时的气运表现及会产生的症状，从而知道在该年出生的人最易在哪一脏腑受到伤害，最易发生的病症是什么。当然这只是天干一掌，若要全面观察，还要将天干、地支、六气所属的各种信息汇总后再进行推演，这样得到的论证比较准确。

2. 地支掌

（1）地支掌的推算方法以及各地支年的位置

左手仰掌，拇指内收屈曲，以拇指的指端点压在所需的部位上，十二个地支所在的位置是：子位于小指掌指关节的横纹处；丑位于第四指掌关节的横纹处；寅位于中指指掌关节的横纹处；卯位于示指指掌关节的横纹处；辰位于示指近节与中节之间的横纹处；巳位于示指中节与指腹的横纹处；午位于示指的指腹处；未位于中指的指腹处；申位于第四指的指腹处；酉位于小指的指腹处；戌位于小指指腹与中节之间的横纹处；亥位于小指中节与近节之间的横纹处（见图58、表36）。

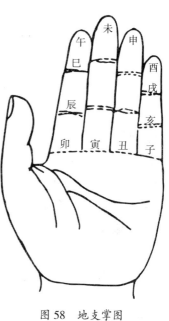

图 58　地支掌图

表 36　与地支掌相互关联表

地支年	子	丑	寅	卯	辰	巳	午	未	申	酉	戌	亥
所属生肖	鼠	牛	虎	兔	龙	蛇	马	羊	猴	鸡	狗	猪
所属年的阴阳	阳	阴	阳	阴	阳	阴	阳	阴	阳	阴	阳	阴
所属年的五行	水	土	木	木	土	火	火	土	金	金	土	水
所属年司天	少阴	太阴	少阳	阳明	太阳	厥阴	少阴	太阴	少阳	阳明	太阳	厥阴

（2）推演方法

地支的推演，如果能够明确知道所需之年的地支年的年支是最好的，如果不清楚地支年的年支，那么最容易知道的是生肖属性，而当确定了生肖属性就可以由此推演出所需的一切信息。假定一个人是属龙的。龙为辰年，可以从这里开始推演。左手仰掌，拇指对掌屈曲，以拇指指端点压在小指的掌指关节横纹处，这里是地支的子年，称为寻支定子，子年的生肖属性是鼠，拇指指端向左滑动点压在第四指的掌指关节横纹处，这里是丑牛。拇指指端向左滑动点压在中指的掌指关节横纹处，这里是寅虎。拇指指端向左滑动点压在示指的掌指关节横纹处，这里是卯兔。拇指指端向上滑动点压在示指近节与中节之间的横纹处，这里就是辰龙，也就是所查之年。从这里向下推演：辰年的生肖属性是龙，所属之年的阴阳是阳年，所属的五行是土，所属年支是太阳寒水司天。当太阳寒水司天的时候是太阴湿土在泉，由此就可以推演出这一年的客气排列，从在泉开始推演：太阳在泉，太阴是三阴，阴极而生一阳，故初之气是少阳相火；少阳是一阳而生二阳，故阳明燥金是二之气；阳明是二阳而生三阳，故太阳寒水是三之气，同时也是司天之气；太阳是三阳，阳极而生一阴，故厥阴风木是四之气；厥阴是一阴而生二阴，故少阴君火是五之气；少阴是二阴而生三阴，故太阴湿土是终之气，同时也是在泉之气。由于主气永远不变，所以由此可推演出龙年的司天、在泉、主气、客气之间的关系（见表37）。

表37　龙年司天、在泉、主气、客气的关系

六步气运	初之气	二之气	三之气	四之气	五之气	终之气
主气	厥阴风木	少阴君火	少阳相火	太阴湿土	阳明燥金	太阳寒水
客气	少阳相火	阳明燥金	太阳寒水	厥阴风木	少阴君火	太阴湿土

从上面的推演排列可以看出，龙年出生的人所逢遇的地支辰年总体还是比较平稳的，除了二之气是主气克客气，其余都是客气克主气，全年的气运主顺。二之气虽然是主气的火克客气的金，但君火主热，虽然相克但是并无大害，同时司天的寒水与燥金同气金水相依，这样就抗衡了君火的所克之气，故全年整体属于主顺的年支。但要注意司天是寒水、在泉是湿土，故全年的气运偏于寒冷，这样会伤及人体的阳气。而辰年是阳土之年，阳土逢遇寒水和湿土容易伤害自身的阳气，所以这一年要关注脾肾阳气的虚衰，容易出现四肢冰冷、大便不成形或泄泻、皮肤病变等。

从上面的排列推演就可以清楚知道辰龙年的司天、在泉、主气、客气之间的排列与相互关系，同时推算出那一年出生的人哪一脏腑易受伤害，容易发生的病症是什么。但是它只是地支年的推演，如果要推演一个人出生时的全面状况，还要天干、地支、六气汇总之后进行推演，这样才能得出全面并且准确的论证。

3. 六气掌

（1）六气掌的推算方法以及各气的位置

左手仰掌，拇指对掌屈曲，以拇指指端点压在所需的部位上，六气的位置是：厥阴风木位于示指近端的指节处；少阴君火位于示指中节的指节处；少阳相火位于中指远端的指腹处；太阴湿土位于第四指中节的指节处；阳明燥金位于第四指近端的指节处；太阳寒水位于中指的指掌关节处（见图59、表38）。

表38　与六气掌相关联表

六步气运	初之气	二之气	三之气	四之气	五之气	终之气
六气主气	厥阴风木	少阴君火	少阳相火	太阴湿土	阳明燥金	太阳寒水
六气属性	风	热	火	湿	燥	寒
初立节气	大寒	春分	小满	大暑	春分	小雪
节气在阳历的月和日	11月22日	1月21日	3月21日	5月21日	7月22日	9月22日

（2）推演方法

六气的推演需要知道出生时的月和日。现在最容易知道的是人们生日阳历的月和日，可以从这里开始进行推演。假定一个人的出生日期是6月6日，从这里开始推演：左手仰掌，拇指对掌屈曲，以拇指指端点压在示指近端的指节处，这里是阳历前一年的11月，也是初之气当令主气开始的时候。向上推动点压在示指中节的指节处，这里是阳历的1月，也是二之气当令主气开始的时候。向前推动点压在中指远端的指腹处，这里是阳历的3月，也是三之气当令主气开始的时候。向前推动点压在第四指中节的指节处，这里是阳历的5月，也是四之气当令主气开始的时候。从5月21日到7月22日是太阴湿土所主的四之气当令主气，这样用推算的方法就可以知道6月6日是在四之气，因

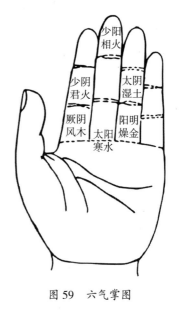

图59　六气掌图

第四章　与运气有关的图和图解

为 5 月 21 日左右是大暑节气的初立之时，同时也是四之气的开始之时，所以 6 月 6 日是在太阴湿土主气的早期阶段，湿气较盛。此时出生的人要关注脾虚湿盛的伤害。同时这个时候三之气少阳相火刚刚完结，火热之邪并未完全散去，三之气的热邪与四之气的湿邪热湿互相侵扰，故还要关注身体湿热的症状。

六气关注的是出生时是哪一步气运当令主气，其气候特征会对人体造成什么影响。当它与天干地支相合之后，就可以看出年干、年支的气运与出生时的六气相互关联之后对人体产生的影响。这样也就可以了解一个人在出生时最容易受到哪一种气运的干扰，因为这些干扰产生的不良因素会使他从小开始就注定有一些病症跟随一生，而他最容易患上哪些疾病，哪些疾病会对他伤害最大，同时也为治疗提供了一些信息，使诊查时更加关注这些病症，从而提供保护预防措施，或尽早准确进行治疗。

二十、三掌合推

一个人的生日是由年干、年支、月、日相合在一起组成的。当推演一个人生日的气运时，要将年干、年支、月、日所有的信息结合在一起之后再加以推演。而当无法清楚知道干支年时，可以将公元年、生肖属性、月、日四部分综合在一起分别推算出年干、年支、六气，再从年干、年支、六气进一步完成推演。

假定一个人是 1986 年 6 月 6 日出生，属虎。这些是最容易获得的信息，可以从这里开始分别逐步推演。

（1）天干推演

1986 年的尾数是 6，按照天干掌的推算方法逐步推演，天干起运定甲，从甲至乙，从乙至丙。丙的公元年尾数是 6，也是需要的年干。丙年是太羽水运，由丙年太羽推定主运、客运，就会见到表 39 的排列组合。

表 39　丙年太羽的主运和客运

主运	太角	少徵	太宫	少商	太羽
客运	太羽	少角	太徵	少宫	太商

中运太羽水运，是水运的太过之年，"岁水太过，寒气流行，邪害心

火"。因此，在这一年出生的人要关注心脏受邪，因为寒气损害人体的阳气，最先伤害心火，最容易出现心阳虚衰不足，故要注意心阳不足而产生的各种病症。

这一年主运和客运相临相合在一起的时候，主运和客运相互之间都是相生的，或是客生主，或是主生客。客主相生时主顺，故这一年的气运属顺，客主之间没有相互克伤的气运。

（2）地支推演

虎是寅年的生肖属性。按照地支掌的推算方法逐步推演，地支，寻支定子，从子推至丑，从丑推至寅。寅年是需要的年支，寅年所属的是阳木。再由寅推定司天、在泉、主气、客气，这样就会见到表40的排列组合。

表40 少阳相火司天、厥阴风木在泉的主气、客气

六步气	初之气	二之气	三之气	四之气	五之气	终之气
主气	厥阴风木	少阴君火	少阳相火	太阴湿土	阳明燥金	太阳寒水
客气	少阴君火	太阴湿土	少阳相火	阳明燥金	太阳寒水	厥阴风木

全年的客气和主气相临相合在一起时，客气和主气相互之间都是相生相合的，或是客主相生，或是客主同气。因此，这一年的气运是主顺的，唯一需要注意的是在三之气。在三之气这个位置，主气和客气都是少阳相火，同时司天的少阳相火也在这个位置，所以在这步气运主气时，天气会非常热。寅为阳木之年，在上生司天的相火，在下合在泉的肝木。生司天就会助火热更热，合在泉则会使肝木亢盛。故在这个时候出生的人，特别是下半年出生的人，肝气会比较亢盛，易急易怒。

（3）六气推演

按照六气掌的推算方法逐步推演可知，6月6日是在六气的四之气，并且是在四之气的早期。而在四之气这个时候，主气是太阴湿土，客气是阳明燥金。从这里逐步推演：三之气过亢的相火所产生的热气到了四之气早期，热势仍然比较强盛，湿和热相合而产生的湿热之气也会比较旺盛。湿易伤脾，热会伤气，故此时要关注脾虚湿盛又与热相合造成的伤害。同时木克土，在泉的厥阴风木也会伤害脾土而使它更加虚弱，但是客气四之气的阳明燥金是在泉厥阴风木的初气，所以它会克制在泉的风木对脾土的克制之气。总体来说，下半年的气运比较顺利平和，最容易发生脾虚湿热、

肝木亢盛证。

（4）三掌相合推演

在 1986 年 6 月 6 日出生的人，少阳相火司天，中运是太羽水运，厥阴风木在泉，出生的时候是在六气的四之气，主气是太阴湿土，客气是阳明燥金。因为中运太羽水运过旺，水运过旺所生的寒邪最容易伤害心，所以要关注心脏受到伤害后导致的心阳虚损。因为主气、客气、司天都是少阳相火，过旺的火热之气侵扰四之气，火生土克金，火土母子随行，所以湿热之气会比较旺盛。而肺金受到伤害会使肺气闭郁，故如果湿热内郁，肺气宣发不畅，就容易发生皮肤疮疡，因为在泉的厥阴风木与地支年的阳木相合使木气过旺，木气过旺就会使肝气郁滞，同时过旺的木气反侮四之气同时又是在泉初气的阳明燥金，更加会使肺气不畅而胸闷，其与心气不足相合在一起，就容易发生胸闷气短、易疲劳等症状，如果再和脾虚湿盛相合，就容易出现身体沉重而不愿意运动等症状。

因此，在这个时候出生的人，由于先天气运的影响最容易患心脾两虚证，最容易发生胸闷气短、自觉疲倦、身体沉重而不愿运动、身体发胖、皮肤湿疹疮疡、大便溏泄或不成形等表现。他一生中最容易患心阳不足、肺失宣发、肺气闭郁、脾虚湿盛证。

在甲子六十年中，因为气运的影响，在 1986 年 6 月 6 日出生的人最容易发病的时间是与它相互干扰的干支年。这些年或是会克伤它的本气，或是会帮助邪气对它进行侵扰，从而容易患上疾病，或患病时病情加重，或发生危重证候。因此，最应该加以注意的是以下几年。

己丑年、己未年：这两年是太阴湿土司天，太阳寒水在泉，中运是少宫土运。"岁土不及，风乃大行"，少宫土运不及，木克土，木是土的胜气。木克土虚，故这两年全年的风、寒、湿之气会很明显，这时就会灾在五宫（中央脾土宫）。如果是脾阳虚衰不足并且湿气较重的人，逢遇这两年就会使脾湿之气更加严重，脾湿亢盛就会出现身体肿胀、泄泻。如果肺金之气闭郁又与脾湿相合，就会出现皮肤湿疹疮疡。木气旺盛之时，如果再暴怒生气，就会木火与痰湿相裹而出现眩晕，甚至脑梗死。

癸丑年、癸未年：这两年是太阴湿土司天，太阳寒水在泉，中运是少徵火运。"岁火不及寒乃大行"，少徵火运不及，水克火，水是火的胜气。火虚寒盛，故这两年全年的寒湿之气会比较明显，这时又遇水胜火的寒气，就会使寒湿之气更重。这时就会灾在九宫（南方离火宫），离火属心，寒气会伤及人的心阳。如果本来自身就心阳不足，又逢遇这两年灾在离火心宫，就要关注心脏的病变。如果湿邪旺盛滞阻心气，就会出现胸闷气短、运动后加重等症状。如果再生怒气，气滞火旺，湿浊内阻，痰涎壅盛，就会出现血压升高。如果劳累过度，就会出现交发早搏。如果体虚之时又逢木郁气滞，湿浊火盛，就会气滞、血郁、湿浊三邪合攻，故应预防心肌梗死的发生。

壬辰年、壬戌年：这两年是太阳寒水司天，太阴湿土在泉，中运是太角木运。"岁木太过，风气流行，脾土受邪"，这两年寒水司天，湿土在泉，全年都是寒湿之气旺盛，故脾的阳气最容易受到伤害。若这时又逢遇太角木运克伤脾土，就会使脾更加受到伤害，最常见的症状是腹胀、不思饮食、身体困重、泄泻，严重时会出现全身特别是下肢肿胀。

以上这几年是在 1986 年 6 月 6 日出生的人最应该关注的几年，因为这几年最容易出现疾病的症状。但这不是绝对的，它又要和所居之地、早期喂养、家居环境、生活状况等各种因素相合才能准确判断。逢遇这几年时，如果能够自身克制，提前预防，出现不适时早期诊断、早期治疗，就会最大可能保护身体健康，并且防止灾害性病情的发生。而作为医者，也应该在这几年多加关注患者的早期症状，一旦发现患病的苗头，就要尽早给予治疗，从而最大可能保证患者的身体健康。